Apotheker M. Pahlow

SO HELFEN HEILPFLANZEN BEI

BESCHWERDEN IM ALTER

Nervöse Unruhe und Schlafstörungen,
Appetitlosigkeit, Blähungen und Verstopfung,
Herz-Kreislauf-Beschwerden und Altershusten,
rheumatische Gelenk- und Muskelschmerzen,
Prostatabeschwerden mit Heilpflanzen behandeln.
Mit Anleitungen: Heilpflanzen selbst ziehen.

GU Gräfe und Unzer

Wichtiger Hinweis

In diesem GU Heilpflanzen-Ratgeber ist die Behandlung von Beschwerden, die im Alter auftreten können, mit Heilpflanzen-Zubereitungen dargestellt. Jeder Leser ist aufgefordert, in eigener Verantwortung zu entscheiden, ob und inwieweit die Phytotherapie für ihn eine Alternative oder Ergänzung ist zur »Schulmedizin«.
Bitte beachten Sie die *Grenzen der Selbstbehandlung,* die für die dargestellten Beschwerden jeweils angegeben sind, und die Zubereitungs- und Anwendungsvorschriften für die empfohlene Behandlung.

Foto Umschlag-Vorderseite: Weißdorn
(Crataegus monogyna)

CIP-Titelaufnahme der Deutschen Bibliothek

Pahlow, Mannfried:

So helfen Heilpflanzen bei Beschwerden im Alter: Nervöse Unruhe und Schlafstörungen, Appetitlosigkeit, Blähungen und Verstopfung, Herz-Kreislauf-Beschwerden und Altershusten, rheumatische Gelenk- und Muskelschmerzen, Prostatabeschwerden mit Heilpflanzen behandeln; mit Anleitungen: Heilpflanzen selbst ziehen; [mit genauen Anwendungs- und Dosierungsvorschriften] / M. Pahlow. – 1. Aufl. – München: Gräfe u. Unzer, 1990
(Ganzheitlich leben)
ISBN 3-7742-4256-9

Redaktion: Doris Schimmelpfennig-Funke
Herstellung: Felicitas Holdau
Fotos: Eigstler U2-1, Eisenbeiss U1, Lauber U2-4, Garnweidner U3-2, Reinhard U2-2, U3-1, Schimmitat U2-3, Schrempp U3-3, Wothe U3-4.
Umschlaggestaltung: Heinz Kraxenberger
Druck und Bindung:
Buch- und Offsetdruckerei Wagner GmbH
ISBN 3-7742-4256-9

Mannfried Pahlow

1926 in Martinshagen (Pommern) geboren, studierte in Braunschweig Pharmazie. Nach dem Staatsexamen arbeitete er als Stadt- und Landapotheker und ist heute Besitzer der Stadtapotheke in Bogen an der Donau. Apotheker Pahlow ist Verfasser von Fachbüchern für Apothekenpraktikanten und von populären Heilpflanzen-Büchern (unter anderen *Das große Buch der Heilpflanzen*). Er ist Mitglied der Gesellschaft für Phytotherapie. 1963 wurde ihm von der Deutschen Pharmazeutischen Gesellschaft die Sertürner-Medaille verliehen. 1989 erhielt er vom Bayerischen Staatsministerium für Landesentwicklung und Umweltfragen die Umweltmedaille für Verdienste um Schutz, Gestaltung und Vermittlung einer gesunden Umwelt.

Inhalt

Ein Wort zuvor

Heilpflanzen haben eine recht wechselvolle Geschichte: Einstmals waren sie die einzigen heilenden Mittel, die man kannte; das Wissen um ihre Wirkung wurde von Generation zu Generation weitergegeben. Die Arzt-Botaniker der Antike waren es zunächst, dann, im Mittelalter, die Mönche, die das Erfahrungswissen schriftlich niederlegten. Viele Autoren haben in ihren Werken wesentliche, zum Teil heute noch gültige Aussagen über die heilende Wirkung von Pflanzen gemacht – im vierten vorchristlichen Jahrhundert waren es beispielsweise Hippokrates und seine Schüler, einhundert Jahre später Aristoteles, im zweiten nachchristlichen Jahrhundert wohl vor allem Galenos (Galen), achthundert Jahre später die Äbtissin Hildegard von Bingen, um nur einige zu nennen.

Philippus Theophrastus Bombastus von Hohenheim, genannt Paracelsus (1493 bis 1541), bereicherte die Behandlung mit Heilpflanzen auf seine Weise: Er stellte die Signaturenlehre auf, nach der ein jedes Kraut durch Farbe oder Aussehen auf seine Verwendbarkeit hinweisen soll.

Um 1600 herum wurde die Entwicklung der Heilpflanzenkunde kurzfristig vernachlässigt dadurch, daß chemische Verbindungen in die Medizin eingeführt wurden. Dennoch vertrauten die Menschen weiterhin auf die heilenden Kräfte der Pflanzen.

Mit der Erfindung des Buchdrucks erlangten Kräuterbücher weite Verbreitung; im sechzehnten und siebzehnten Jahrhundert erschienen die Werke von Leonhard Fuchs, Hieronymus Bock, von Petrus Andreas Matthiolus – Namen, die Heilpflanzenkennern noch heute geläufig sind. Im neunzehnten Jahrhundert dann gaben der »Wasserdoktor«, Pfarrer Sebastian Kneipp, und der Schweizer Kräuterpfarrer Künzle der Heilpflanzenkunde neue Impulse.

Mittlerweile ist die Phytotherapie, die Heilpflanzenkunde, zu einer Wissenschaft geworden; Pflanzeninhaltsstoffe werden bestimmt, ihre Wirkung wird erforscht, es findet Erklärung, was man zuvor nur aus Erfahrung wußte.

Aus der Medizin sind Heilpflanzen nicht mehr wegzudenken; gerade die erfolgreichsten Medikamente enthalten oft Pflanzenwirkstoffe.

Vielleicht erinnern Sie sich: In den fünfziger Jahren wurden die Heilpflanzen wiederum für kurze Zeit von chemischen Präparaten verdrängt. Um ihrer schnellen Wirkung willen kritiklos auch zur Behandlung von Alltagsbeschwerden eingesetzt, schadeten diese Mittel aber oft mehr, als sie nützen konnten.

Denn: Was wirksam ist, hat auch Nebenwirkungen! Je schneller und stärker ein Mittel wirkt, desto größer können die Nebenwirkungen sein.

So besann man sich wieder auf die Heilkräfte bewährter Arzneikräuter. In dieser Renaissance der Heilpflanzen wurde aber auch Wesentliches übersehen: die Grenzen ihrer Anwendbarkeit! Heilpflanzen wurden unterschiedslos als Heilmittel »aus der Apotheke Gottes« bejubelt, ihr Einsatz in verantwortungsloser Weise auch für jene Fälle empfohlen, in denen sie nichts ausrichten.

Heilpflanzen können Heilung bringen, sie können lindernd, und sie können vorbeugend wirken – Wundermittel allerdings sind sie nicht. Eine Phytotherapie ist nur dann erfolgreich, wenn die richtigen Heilpflanzen gezielt eingesetzt und die Grenzen ihrer Anwendbarkeit sorgfältig beachtet werden – vor allem bei einer Selbstbehandlung. In der Reihe *GU Heilpflanzen-Ratgeber* informiere ich Sie, verehrte Leser, über die verantwortungsbewußte Selbstbehandlung mit Heilpflanzen-Zubereitungen – mit Tees, Tinkturen, Bädern, Inhalationen, Umschlägen, Auflagen oder Waschungen. Dafür habe ich hauptsächlich jene Heilpflanzen ausgewählt, die wissenschaftlich weitgehend erforscht, in ihrer Heilwirkung anerkannt und vom Bundesgesundheitsamt als natürliche Heilmittel zugelassen sind – Heilpflanzen also, auf die Verlaß ist.

Dieses Buch wendet sich an ältere Menschen. Gerade viele jener Beschwerden, die mit zunehmendem Alter immer wieder einmal auftreten, lassen sich mit Heilpflanzen schnell und wirksam beheben. Ich gebe genaue Anweisungen für die Selbstbehandlung mit den verschiedenen Heilpflanzen-Zubereitungen. Bitte informieren Sie sich sorgfältig über die vorschriftsmäßige *Zubereitung der Heilpflanzen-Anwendungen,* vor allem der Tees (→ Seite 9). Auch die Beachtung der angegebenen *Dosierungsvorschriften* ist unabdingbare Voraussetzung für die Wirksamkeit der Heilpflanzen.

Um die Qualität der Drogen, der getrockneten Heilpflanzen, zu erhalten, ist es notwendig, sie sachgerecht aufzubewahren; alles, was Sie über die *Aufbewahrung* wissen müssen, habe ich Ihnen zusammengestellt (→ Seite 8).

Der *Wegweiser zur richtigen Behandlung* (→ Seite 42) führt Sie schnell zu der für Sie passenden Anwendung.

Denken Sie daran: Heilpflanzen sind keine Allheilmittel! Deshalb gilt es, die *Grenzen der Selbstbehandlung* genau einzuhalten. Dazu habe ich Ihnen zum einen allgemeingültige Hinweise gegeben (→ Seite 7), zum anderen spezielle Warnungen bei einzelnen Beschwerdekomplexen. Diese Hinweise sollten Sie zu Ihrem eigenen Schutz unbedingt beachten.
Damit Sie Ihre Heilpflanzen wirklich optimal nutzen können, enthält dieses Buch auch *Anleitungen für Anbau*, *Ernte* und *Aufbereitung* von Heilpflanzen zum Eigenbedarf (→ Seite 27).
In einer kleinen *Heilpflanzenkunde* schließlich (→ Seite 31) können Sie sich über besonders bewährte Heilpflanzen genauer informieren.

Ich wünsche mir, daß dieses Buch Ihnen ein verläßlicher Ratgeber ist.

Apotheker Mannfried Pahlow

Einführung und Anleitung

Wie wirken Heilpflanzen?

Früher hat man sich recht wenig Gedanken darüber gemacht, worauf die Wirkung von Heilpflanzen beruht. Aufgrund von Erfahrungen, die durch viele Generationen erworben und weitergegeben wurden, wußte man, daß bestimmte Pflanzen zahlreiche Erkrankungen lindern und ihre Heilung unterstützen können. Auf diese Erfahrungen verließ man sich – man mußte sich darauf verlassen, denn es war noch nicht möglich, Pflanzen und ihre Heilwirkung wissenschaftlich zu untersuchen.

Heute müssen wir uns nicht mehr nur mit der Erfahrung unserer Vorfahren zufriedengeben; wir wissen inzwischen, warum Heilpflanzen so wertvolle Arzneimittel sind. Mit Hilfe moderner wissenschaftlicher Methoden können die Inhaltsstoffe jeder Pflanze isoliert, analysiert und auf ihre Wirkung hin geprüft werden. Unendlich viele Stoffe sind dabei in den Zellen und dem Zellsaft unserer Heilpflanzen aufgespürt worden: wirksame und (scheinbar) unwirksame, oft in größerer Menge, oft nur in Spuren. Nach und nach gelang es der Wissenschaft, definitiv festzustellen, welche Heilpflanzen wirksam, welche ungeeignet sind.

Die Bedeutung einer Heilpflanze sollte man aber nicht allein nach Art und Menge der gefundenen Wirkstoffe beurteilen; die »kleinen«, die »unscheinbaren« Begleitstoffe in einer Heilpflanze bestimmen die Wirkung entscheidend mit. Heilpflanzen sind nicht allein Wirkstoffträger, sie sind gewachsene Heilkraft. Die typische Wirkung einer Heilpflanze beruht auf der Gesamtheit aller ihrer Inhaltsstoffe, wobei Gesamtheit mehr ist als nur die Summe der unterschiedlichen Stoffe, die in einer Pflanze enthalten sind.

Viele Heilpflanzen sind zur Behandlung jeweils mehrerer Krankheiten und Befindlichkeitsstörungen geeignet – das ist das Besondere an ihnen: Holunderblüten-Tee zum Beispiel ist altbewährt für Schwitzkuren und bei Erkältungen; dieser Tee lindert aber auch rheumatische Schmerzzustände. Alle Heilpflanzen-Tees beeinflussen den gesamten Körperstoffwechsel aktivierend durch leichte Heilreize.

Heilpflanzen sind wirksam, und was wirksam ist, kann auch Nebenwirkungen haben, die unerwünscht sind und schädigen können. Deshalb muß ich Sie ausdrücklich davor warnen, einen Heilkräuter-Tee eigenmächtig zum »Haustee« zu erklären, ihn also ständig zu trinken.

Die Grenzen der Selbstbehandlung

Ältere Menschen, an die sich dieses Buch wendet, sind meist in ärztlicher Behandlung oder suchen ihren Hausarzt relativ regelmäßig auf. Da bietet es sich an, mit ihm zu beraten, ob und welche Selbstmedikation mit Heilpflanzen geeignet ist. Durch gezielten Einsatz von Heilpflanzen lassen sich nämlich unzählige Unpäßlichkeiten, wie sie täglich auftreten können, lindern. Immer wieder jedoch hört man die Meinung, daß Heilpflanzen-Anwendungen, da es sich ja um natürliche Mittel handelt, in jedem Fall unschädlich seien. Dem muß ich energisch widersprechen: Ein falscher Einsatz von Heilpflanzen, sei es als Tee, Bad oder Auflage, kann auch Schaden für die Gesundheit mit sich bringen. Heilpflanzen können ihre positive Wirkung nur entfalten, wenn sie richtig ausgewählt, richtig zubereitet und richtig dosiert sind. Deshalb sollten Sie bitte folgende Hinweise sorgfältig beachten:

- Jede Selbstmedikation mit pflanzlichen Heilmitteln müssen Sie mit Ihrem Hausarzt abstimmen. Er hat Verständnis für jeden Hinweis auf milde Arzneien, muß aber die Wahl mitbestimmen und den Verlauf der Behandlung überwachen. Machen Sie bitte nichts »hinter dem Rücken« Ihres Arztes – Sie laufen damit Gefahr, zum Kurpfuscher an sich selbst zu werden. Und noch etwas ist zu bedenken: Wenn Sie zu lange auf eigene Faust herumprobieren, vergeben Sie möglicherweise die Chance auf schnelle Heilung durch ärztliche Maßnahmen.
- Es ist notwendig, spätestens dann den Arzt wieder aufzusuchen, wenn die mit ihm besprochene Selbstbehandlung nach längstens einer Woche ohne Erfolg geblieben ist.
- Die Selbstbehandlung muß sofort abgebrochen werden, wenn sich Unverträglichkeiten in Form von Übelkeit, Erbrechen, Durchfall oder Verstopfung einstellen, wenn sich Hautveränderungen (Allergien) zeigen, oder wenn Sie sich auf andere Weise nicht wohlfühlen. Sind diese Beschwerden nicht innerhalb von zwei Tagen nach Abbruch der Behandlung abgeklungen, gehen Sie bitte zu Ihrem Arzt.

Bitte beachten Sie auch die Warnhinweise in den folgenden Kapiteln dieses Buches.

Heilpflanzen richtig aufbewahren

Heilkräuter von hochwertiger Qualität bekommen Sie bei Ihrem Apotheker, denn er ist gesetzlich dazu verpflichtet, alle Heilpflanzen vor der Abgabe auf Reinheit und Qualität zu überprüfen. Die Qualitätskriterien für Heilpflanzen sind in den jeweils gültigen Arzneibüchern festgelegt. Diese Kriterien sind auch im Hinblick auf die als wirksam erkannten Inhaltsstoffe wie ätherische Öle oder Bitterstoffe recht streng. Der Apotheker ist diesen Kriterien verpflichtet; er bürgt also für gleichbleibende Qualität.

Ihr Apotheker stellt Ihnen auch alle Tee-Mischungen zusammen (die Zahlenangaben in den Rezepten beziehen sich auf Gramm, zum Beispiel Kamille 20,0 = 20,0 Gramm Kamillenblüten).

Bewahren Sie Heilkräuter immer in dunklen Glasgefäßen oder in Weißblechdosen auf. So sind sie vor Lichteinfall und Feuchtigkeit geschützt und behalten ihre Qualität.

Wichtig ist auch die Beschriftung der Aufbewahrungsgefäße; getrocknete oder zerkleinerte Heilpflanzen, die Teedrogen, kann man nur schwer voneinander unterscheiden. Außerdem sollten Sie einen Zettel ins Gefäß legen, auf den Sie neben dem Datum, an dem Sie die Pflanze eingekauft oder Ihr Sammelgut aufbereitet haben, auch notieren, wer in Ihrer Familie mit diesem Tee behandelt worden ist, bei welchen Beschwerden und in welcher Dosierung er geholfen hat.

Heilpflanzen selbst sammeln?

Sollten Sie einige Heilkräuter selbst sammeln wollen, dann müssen Sie unbedingt umfassende botanische Kenntnisse besitzen.
Ob Ihre Kenntnisse ausreichend sind, können Sie relativ leicht selbst überprüfen. Stellen Sie sich doch einmal folgende Fragen:

• Kann ich die von mir gesuchte Heilpflanze in der Natur zweifelsfrei erkennen?
• Weiß ich, daß einige Heilpflanzen giftige »Doppelgänger« haben?
• Weiß ich, welche Heilpflanzen giftig sind und deshalb zur Selbstmedikation ungeeignet, weil lebensgefährlich?
• Weiß ich, welche Heilpflanzen geschützt sind und auf keinen Fall gesammelt werden dürfen?
• Weiß ich, in welcher Umgebung ich Heilpflanzen sammeln kann – erkenne ich, ob eine Wiese, ein Feld, ein Waldrand frei ist von Umweltverschmutzung?
• Weiß ich, zu welcher Tages- und Jahreszeit ich die Heilpflanze meiner Wahl sammeln soll, damit sie ihre optimale Wirkung entfalten kann?
• Weiß ich, welcher Pflanzenteil als »Droge« für den Tee genutzt wird – Blüten, Früchte, Samen, Wurzeln, Rinde oder das ganze Kraut?

<u>Wichtig:</u>
Wird die Wurzel verwendet, so verbietet sich das Sammeln von selbst, denn dadurch wird der Bestand der Heilpflanze gefährdet!

• Weiß ich, wie die Sammelausbeute sachgerecht aufbereitet wird? Wenn ja, habe ich die Möglichkeit dazu?

Sollten Sie mit Hilfe dieser »Gewissenserforschung« feststellen, daß Sie nur wenig über Heilpflanzen wissen, sich durch dieses Büchlein aber angeregt fühlen, mehr darüber zu erfahren, so können Sie mit Hilfe von bewährten Heilpflanzenführern Ihre Kenntnisse erweitern (→ Bücher, die weiterhelfen, Seite 48).

Einige der in diesem Buch genannten Heilpflanzen können Sie gut in Ihrem Garten oder im Balkonkasten selbst anbauen. Es sind Heilkräuter, die sich zur Behandlung von Beschwerden und Befindlichkeitsstörungen älterer Menschen gut eignen (→ Seite 27).

Zubereitung und Anwendung der Tees

Kräuter-Tees sind Arzneimittel; wie andere Arzneimittel wirken sie nur dann optimal, wenn sie gezielt angewendet und richtig dosiert werden. Auch die vorschriftsmäßige Tee-Zubereitung ist von größter Bedeutung: die verwendete Menge, die Wassertemperatur und die Dauer des Ausziehens; selbst die Art des Teetrinkens (schluckweise, warm, heiß oder kalt) ist bedeutsam. Bitte halten Sie sich bei alldem an die genauen Anweisungen in diesem Buch, damit der Tee seine Wirkung voll entfalten kann.

Um Ihnen den Umgang mit Heilpflanzen-Tees zu erleichtern, habe ich mich bemüht, für die meisten der in diesem Buch empfohlenen Tees eine einheitliche Art der Zubereitung zu finden.

Wenn bei den einzelnen Tee-Empfehlungen nichts anderes angegeben ist, gelten folgende Vorschriften:

• <u>Zubereitung der Tees:</u>
2 gehäufte Teelöffel voll Droge (Einzeltee oder Tee-Mischung) mit 1/4 Liter siedendem Wasser übergießen, zugedeckt 10 Minuten lang ausziehen und durch ein Sieb abseihen.
• <u>Anwendung der Tees:</u>
2 bis 3 Tassen Tee schluckweise mäßig warm zwischen den Mahlzeiten trinken. Sie können die Tees mit Honig süßen, sofern Sie nicht zuckerkrank sind.

Bitte beachten Sie die im Text angegebenen Abweichungen gewissenhaft.

Tee-Aufgüsse können auch äußerlich angewendet werden für Umschläge und Auflagen, Voll- oder Teilbäder. Bei altersbedingten Beschwerden spielen Kräuterbäder eine besondere Rolle. Darüber wird auf den Seiten 25 bis 26 ausführlich berichtet.

So helfen Heilpflanzen bei Altersbeschwerden

Aktivität, Elastizität, Spontaneität – das alles möchten wir uns ein Leben lang erhalten. Aber es ist eine Tatsache, daß mit zunehmendem Alter alles ein wenig »langsamer läuft«: Wir beteiligen uns nicht mehr so lebhaft wie früher am Geschehen um uns herum oder können uns oft alltäglichen Situationen nicht mehr so schnell anpassen, wie wir es als Dreißigjährige getan haben. Auch körperliche Mißbefindlichkeiten können sich einstellen – die Lust am Essen wird geringer, mit der Verdauung klappt's auch nicht mehr so recht, häufiger als sonst treten Erkältungen auf, Unruhezustände, Schlafstörungen.

Und natürlich stellt sich da die Frage, ob man sich mit diesen Mißbefindlichkeiten einfach abzufinden hat, oder ob es natürliche Hilfen gibt.

In diesem Buch finden Sie, verehrte Leserin, verehrter Leser, Heilpflanzen-Anwendungen, mit denen Sie die altersbedingten Mißbefindlichkeiten und Gesundheitsstörungen behandeln können. Ich gehe davon aus, daß Sie sich in ärztlicher Obhut befinden und somit ernstere Leiden, die sich zunächst in Mißbefindlichkeiten äußern können, nicht übersehen werden.

Im folgenden finden Sie Behandlungsvorschläge, die Sie bitte mit Ihrem Arzt besprechen. Zu jeder Heilpflanzen-Anwendung habe ich genaue Anleitungen gegeben; bitte halten Sie sich daran. Denn, wie schon gesagt: Heilpflanzen können ihre Wirkung nur entfalten, wenn sie gezielt eingesetzt, richtig zubereitet und genau dosiert sind.

Fehlender Durst – ein Problem älterer Menschen

Über Appetitlosigkeit und mangelnde Freude am Essen beklagen sich ältere Menschen häufiger, über mangelnden Durst jedoch klagt kaum jemand. Und das ist bedenklich, da viele Beschwerden wie Stuhlverstopfung, Nieren- und Blasenleiden, ja selbst Herz- und Kreislaufstörungen im Alter wenigstens teilweise auf zu geringe Flüssigkeitszufuhr zurückzuführen sind.

Ich möchte Sie aber nicht nur ermuntern, viel zu trinken, sondern Ihnen zugleich Rezepte anbieten für Tees, die Sie regelmäßig als Haustees trinken können. Wasser oder Mineralwasser, das lehrt die Erfahrung, sind keine Dauergetränke. Wein oder Bier in größerer Menge sind wegen des Alkohol- und Kaloriengehalts nicht empfehlenswert, Fruchtsäfte enthalten in der Regel zuviel Zucker und somit zu viele Kalorien, Milch trinken ältere Menschen erfahrungsgemäß in größerer Menge nicht gerne, und bei Kaffee oder schwarzem Tee belastet der Koffeingehalt. Ein wohlschmeckender Kräutertee also ist das Mittel der Wahl.

Zwei Liter Flüssigkeit am Tag zusätzlich, also ohne die Suppe zum Essen oder den Saft in den Früchten, das gilt als ideale Tagesdosis.

Wie muß nun ein solcher Tee beschaffen sein, welchen Anforderungen muß er gerecht werden? Ein Haustee muß gut schmecken, er muß kalt oder warm trinkbar sein, er muß nicht nur gut aussehen, sondern vor allem gut vertragen werden.

Zwei bewährte Tee-Mischungen möchte ich Ihnen vorstellen und anschließend erläutern, warum ich sie gerade so zusammengesetzt habe.

Tee-Mischung 1	
Himbeerblätter	20,0
Brombeerblätter	20,0
Erdbeerblätter	10,0
Hagebuttenfrüchte mit Samen	10,0
Hibiskusblüten (rote Malve)	5,0
Pfefferminzblätter	5,0
Ringelblumenblüten	3,0
Malvenblüten (blau)	2,0

Tee-Mischung 2	
Himbeerblätter	15,0
Brombeerblätter	15,0
Löwenzahnblätter	15,0
Melissenblätter	10,0
Hagebuttenfrüchte mit Samen	10,0
Hibiskusblüten (rote Malve)	10,0
Fenchelfrüchte, zerstoßen	5,0
Rotes Sandelholz	5,0
Katzenpfötchen	5,0
Bitterorangen-Schalen	5,0

Zubereitung der beiden Tee-Mischungen:
3 schwach gehäufte Eßlöffel voll der jeweiligen Mischung mit 1 Liter siedendem Wasser übergießen, 5 bis 10 Minuten in zugedecktem Gefäß ausziehen, danach abseihen. Der Tee kann in einer Warmhaltekanne aufgehoben werden.
Anwendung: Mehr- bis vielmals täglich 1 kleine Tasse Tee trinken – Idealmenge am Tag sind 2 Liter.

Wichtig: Es gibt aber auch Fälle, in denen der Arzt rät, die tägliche Flüssigkeitszufuhr zu beschränken. Natürlich gilt stets der Rat Ihres Arztes!

Die Himbeer-, Brombeer- und Erdbeerblätter bilden in beiden Tee-Mischungen den Grundtee, da diese Drogen zum einen weitgehend indifferent, also ohne spezifische Wirkung sind, zum anderen geschmacklich an Schwarztee erinnern. Da bei Menschen, die an Stuhlträgheit leiden, der Dauergebrauch dieses Grundtees die Beschwerden verstärken kann, wurden Hagebutten und Hibiskusblüten (rote Malve) zugesetzt, um diesen Nachteil auszugleichen. In dieser Zusammensetzung haben Sie einen Tee, der in der Regel gut vertragen wird und auch gut schmeckt.

Um die Tee-Mischung optisch ansprechend erscheinen zu lassen, sind einige Schmuckdrogen hinzugefügt wie Katzenpfötchen, Ringelblumenblüten, rotes Sandelholz oder die blauen Malvenblüten.

Der Geschmacksverbesserung dienen in diesen Tee-Mischungen Pfefferminz- oder Melissenblätter, Fenchelfrüchte und nicht zuletzt die bitter-aromatischen Pomeranzenschalen.

Bei Appetitlosigkeit: herzhaft würzen

Appetitlosigkeit hat meist ihre Ursache in der Inaktivität und Leistungsminderung (Insuffizienz) jener Drüsen, die den Verdauungssaft in Mund, Magen, Darm, Bauchspeicheldrüse und der Leber bilden, wobei gelegentlich Störungen im Bereich der Gallenblase und der ableitenden Gallenwege hinzukommen. Behandlungsbedürftige Organerkrankungen sind selten (das aber klärt Ihr Arzt, dem Sie Ihre Beschwerden vortragen).

Handelt es sich also um altersbedingte Appetitlosigkeit, dann sollten Sie es zunächst einmal mit herzhaftem Würzen Ihrer täglichen Kost probieren. Es gilt als überholt, daß ältere Menschen schwach gewürzte Schonkost benötigen – das Gegenteil ist der Fall. Aromatische, bitter oder scharf schmeckende Gewürze einzusetzen, ist sinnvoll und erfolgreich bei der Behandlung altersbedingter Appetitlosigkeit und Verdauungsschwäche.

Pfeffer, Senf, Ingwer, Paprika, Curry und Muskat sind neben den Küchenkräutern, die aromatisch und scharf schmecken, alle erlaubt.

Nicht nur die Verdauungsorgane, sondern auch Herz und Kreislauf bedürfen im Alter der Scharf- und Bitterreize. Man kann tatsächlich durch herzhaftes Würzen Herz und Kreislauf entlasten, wodurch das Allgemeinbefinden sich bessert. Senf, Pfeffer und Paprika, einst verboten und als schädlich angesehen, aktivieren den Ablauf fast aller Lebensvorgänge im Sinne einer Intensivierung der Vitalität. Wenn Sie sich also ein höheres Vitalniveau und damit größere Erlebnisfähigkeit wünschen, sind Sie gut beraten, Ihre tägliche Kost herzhaft, auch scharf zu würzen. In Mexiko, wo man die scharfen Chilis sehr schätzt und sehr viele Speisen mit ihnen würzt, in den Balkanländern, wo man den scharfen Paprika häufig benutzt, sind Herzinfarkte weit seltener als bei uns. Das wird auch auf das scharfe Würzen zurückgeführt.

Eine kleine Gewürzkunde

Ich möchte Sie im folgenden über die Wirkung und den Nutzen der einzelnen Gewürze informieren. Wer genau Bescheid weiß, ist, so denke ich, eher bereit, mit Gewürzen auch ein wenig zu experimentieren. Seien Sie also »mutig«, bereiten Sie sich Ihre Mahlzeiten, je nach Geschmack, würziger, pikanter, schärfer als bisher – *essen Sie mit Gewürzen gesünder.*

Die Bitterstoffe unserer Gewürze reizen zunächst die Geschmacksknospen des Zungengrundes. Diese Reize werden zu den Empfangsorganen weitergeleitet, die Absonderung von Verdauungssäften wird angeregt, was dazu führt, daß der gesamte Verdauungsapparat aktiviert wird. Da beim Würzen aber die Geschmacksverbesserung im Vordergrund steht, wählt man nicht die klassischen pflanzlichen Bittermittel wie Enzian oder Tausendgüldenkraut, sondern solche, die genügend Bitterwert einbringen, aber angenehm aromatisch schmecken. Bohnenkraut, Basilikum, Majoran, Thymian, Wermut und Beifuß, das sind die empfehlenswerten Gewürze, wenn es darum geht, die Verdauungsleistung zu fördern.

Die Scharfstoffe in unseren Gewürzen stehen in ihrem Nutzen für die Gesundheit den Bitterstoffen nicht nach. Sie regen die Speichelsekretion in ganz besonderem Maße an, aktivieren die Magenmotorik (Bewegung) und sorgen dafür, daß die aufgenommenen Speisen nicht übermäßig lange wie ein »Stein im Magen« liegen bleiben. Sie sorgen für eine Anregung der Darmbewegung und eine bessere Durchmischung des Speisebreis im Darm. Die scharfen unter den Gewürzen – das habe ich schon erwähnt – wirken überdies günstig auf die Funktion der Kreislauforgane, sie entlasten den Kreislauf bei der Verdauungsarbeit. Daß scharfe Gewürze zum Beispiel an der Niere Schaden anrichten, wie es immer wieder zu hören ist, konnte durch kein ernstzunehmendes Experiment bewiesen werden. Überdosierungen kommen ohnehin nicht vor, weil ein Zuviel an scharf schmeckenden Gewürzen das Gericht verdirbt. Als kleiner Nebeneffekt bei herzhaftem Würzen mit Paprika hat sich herausgestellt, daß ältere Männer, die infolge einer gutartigen Prostatavergrößerung Schwierigkeiten beim Wasserlassen haben, Besserung feststellen können.

Meine Favoriten unter den scharfen Gewürzen, zwischen denen Sie nach Geschmack wählen können, sind Pfeffer, Paprika in verschiedenen Schärfegraden, Chilis mittlerer Schärfe, Kurkuma, Piment, Galgant, Muskat, Ingwer, Rettich und Speisesenf in verschiedener Schärfe.

Die ätherischen Öle in unseren Gewürzen dienen in erster Linie der Geschmacksverbesserung, um derentwillen Gewürze ja verwendet werden. Zimt, Vanille, Rosmarin, Melisse, Pfefferminze, Nelke, Sternanis und Zitrusfrüchte dienen wohl ausschließlich diesem Zweck (diese Gewürze, auch die etwas unbekannteren, bekommen Sie in Apotheken, beim Gewürzhändler und in Reformhäusern).

Aber es gibt auch Gewürze mit ätherischem Öl, die eine spezifische Wirkung besitzen; sie können Blähungen, Völlegefühl, krampfartige Schmerzen im Bauch beseitigen. Zu diesen »heilenden« Gewürzen gehören Dill, Anis, Fenchel, Kümmel und Koriander. Sie alle gehören in die botanische Pflanzenfamilie der Doldengewächse *(Apiaceae)* und enthalten sehr viel ätherisches Öl unterschiedlicher Zusammensetzung, doch sehr ähnlicher Wirkung. Diese Wirkung bezeichnet man als *digestiv* (verdauungsfördernd), *spasmolytisch* (krampflösend) und *karminativ* (Blähungen vertreibend). Wenn Sie also von sich wissen, daß gewisse Speisen Sie generell »blähen«, sollten Sie gerade diese Gewürze häufig benutzen. Kümmel und Koriander sind am wirksamsten. Zu den Speisen, die manche Menschen nicht gut vertragen, was im Alter immer ausgeprägter werden kann, gehören Kraut- und Kohlgerichte, Gemüseeintöpfe und frisches Brot. In den meisten Fällen genügt bereits die geschmacklich vertretbare Würzdosis, um bei Blähungen Abhilfe zu schaffen.

Wenn Ihnen Würzen allein nicht hilft, so tut es sicherlich eine Tasse Kümmel-Tee, die Sie unmittelbar vor oder direkt nach dem Essen trinken sollten.
Zubereitung: 1 gehäufter Teelöffel voll frisch im Gewürzmörser zerstoßener oder in der Gewürzmühle grobgemahlener Kümmelfrüchte mit 1/4 Liter siedendem Wasser überbrühen, zugedeckt etwa 5 Minuten lang ausziehen, danach abseihen. Bitte nicht süßen!

Wenn Sie Koriander lieber mögen als Kümmel, sollten Sie 1 Tasse Koriander-Tee trinken. Zubereitung wie bei Kümmel-Tee angegeben.

Wenn Sie zu den Menschen gehören, die weder Kümmel- noch Koriander-Tee als Einzeltee mögen, empfehle ich Ihnen die folgende Zusammenstellung:

Tee-Mischung	
Kamillenblüten	30,0
Kümmelfrüchte, zerstoßen	20,0
Melissenblätter	20,0
Korianderfrüchte, zerstoßen	10,0
Pfefferminzblätter	10,0

Zubereitung: 1 gehäuften Teelöffel voll dieser Mischung mit 1/4 Liter siedendem Wasser überbrühen, zugedeckt etwa 5 Minuten lang ausziehen, danach abseihen. Bitte nicht süßen!

Hinweis: Eine besondere Form von Blähungen, von Gasansammlungen im Oberbauch, bei denen das Zwerchfell hochgedrückt und das Herz eingeengt wird, äußert sich ähnlich wie *Angina pectoris*-Anfälle, nämlich durch Stechen in der Herzgegend und Engegefühl. Diese Beschwerden werden vom Arzt als »Roemheld-Syndrom« bezeichnet. Zur Klärung des Sachverhaltes ist unbedingt der Arzt aufzusuchen.

Bewährte Tee-Mischungen bei allgemeiner Verdauungsschwäche

Wenn sich durch rechtes Würzen Unpäßlichkeiten nach dem Essen nicht völlig beseitigen lassen, wenn weder Kümmel- noch Koriander-Tee hilft, können Sie folgende Tee-Mischungen ausprobieren, die sich gerade bei älteren Menschen bewährt haben.

Tee-Mischung 1
Besonders hilfreich bei Völlegefühl nach den Mahlzeiten:

Pfefferminzblätter	10,0
Tausendgüldenkraut	10,0
Kümmelfrüchte, zerstoßen	10,0
Kümmelblüten	10,0

Tee-Mischung 2
Besonders geeignet bei Schwierigkeiten der Fettverdauung:

Thymiankraut	20,0
Pfefferminzblätter	10,0
Beifußkraut	10,0
Schafgarbenkraut	10,0
Bitterorangen-Schalen	10,0

Tee-Mischung 3
Besonders geeignet bei Appetitlosigkeit:

Tausendgüldenkraut	10,0
Kamillenblüten	10,0
Melissenblätter	10,0
Hagebuttenfrüchte mit Samen	10,0
Engelwurz	5,0
Enzianwurzel	5,0
Ingwerwurzelstock	5,0

Zubereitung der drei Tee-Mischungen: 2 Teelöffel voll der jeweiligen Mischung mit 1/4 Liter siedendem Wasser übergießen, 5 Minuten lang ausziehen, danach abseihen.
Anwendung der drei Tee-Mischungen: Bei Bedarf nach den Mahlzeiten 1 Tasse Tee schluckweise und möglichst warm ungesüßt trinken.

Wer Tropfen bevorzugt – Tropfeneinnahme ist einfacher beim Essen außer Haus –, der möge sich in der Apotheke eine Mischung aus aromatischer Tinktur (*Tinctura aromatica*) und bitterer Tinktur (*Tinktura amara*) zu gleichen Teilen bereiten lassen.
Anwendung: 5 bis 20 Tropfen nach den Mahlzeiten in etwas Wasser einnehmen.

An Magenbeschwerden, denen nach ärztlicher Untersuchung keine Erkrankung zugrunde liegt, leiden viele ältere Menschen. Bei diesen Beschwerden, die recht unterschiedlich in Ausprägung und Stärke auftreten und deshalb nicht genau zu beschreiben sind, hat sich dieser Tee bewährt:

Tee-Mischung

Melissenblätter	25,0
Kamillenblüten	25,0
Tausendgüldenkraut	10,0
Bitterorangen-Schalen	10,0
Orangenblüten	10,0
Hopfenzapfen	10,0
Baldrianwurzeln	10,0
Johanniskraut	10,0

Zubereitung: 2 gehäufte Teelöffel voll dieser Mischung mit 1/4 Liter siedendem Wasser übergießen, unter wiederholtem Umrühren 3 bis 5 Minuten lang ausziehen, danach abseihen.
Anwendung: Anfangs dreimal täglich 1 Tasse Tee trinken, je nach Beschwerden allmählich auf 2 oder 1 Tasse Tee täglich übergehen, schließlich nur noch bei Bedarf 1 Tasse Tee trinken.

Schlafstörungen – Unruhezustände – leichte Depressionen

Unter diesen Beschwerden leiden ältere Menschen sehr häufig. Sie fühlen sich zwar sonst recht wohl, haben keine organischen Krankheiten, doch – so hört man es von ihnen immer wieder – sie fürchten sich vor der Nacht, weil sie nicht schlafen können. Mal ist es das Einschlafen, das lange auf sich warten läßt, mal ist es das Erwachen nach kurzer Schlafdauer; immer empfinden sie das Wachliegen, die trüben Gedanken und Sorgen, die sie dabei quälen, als sehr zermürbend.

Bitte greifen Sie in solchen Fällen nicht sofort zu starker Arznei, denn Schlaf durch Betäubung zu erzwingen und Ruhe durch Abstumpfung ist bestimmt nicht gesund. Ich empfehle Ihnen zunächst nicht einmal eine Kräutertee-Arznei, sondern rate Ihnen, doch einmal Ihren Tagesablauf zu überprüfen. Vielleicht fällt das »Nickerchen« am Nachmittag, an das Sie sich gewöhnt haben, zu lange aus, so daß Sie am Abend einfach noch nicht müde sind. Vielleicht hilft Ihnen ein Spaziergang am Abend, vielleicht ein Buch als

Einschlafhilfe. Vielleicht gehören Sie auch zu jenen Menschen, die mit immer weniger Schlaf auskommen, oft mit weniger als 6 Stunden. Und was die »trüben Gedanken« und die Sorgen angeht, versuchen Sie bitte bewußt, dies alles nicht mit ins Bett zu nehmen. Vielleicht hilft Ihnen der Rat eines alten Herrn; er empfiehlt, sich schon gleich nach dem Abendessen eine angenehme Begebenheit aus vergangener Zeit in Erinnerung zu rufen, noch vor dem Zubettgehen »anzudenken«, um dann im Bett damit »zu spielen«, sich an Einzelheiten zu erinnern oder die Begebenheit noch schöner nachzuerleben, als sie in Wirklichkeit gewesen ist. Das ist angenehm, ermüdet aber gleichzeitig, weil ja das Erinnerungsvermögen stark strapaziert wird.

Es gibt viele Möglichkeiten, zu gutem Schlaf zurückzufinden. Vielleicht fallen Ihnen ja selbst noch mehr und für Sie bessere ein.

Wenn aber alles, was Sie ausprobieren, keine Hilfe ist, wenn der Schlaf immer noch sehr lange auf sich warten läßt, dann dürfte ein Schlummertrunk die rechte Schlafhilfe sein.

Ich empfehle Ihnen, es so zu machen, wie viele ältere Menschen in romanischen Ländern; sie trinken Kamillen-Tee mit Milch.
Zubereitung des Tees → Seite 9, den fertigen Tee mit Milch ($^1/_3$ der Menge) mischen.
Anwendung: Kurz vor dem Zubettgehen 1 Tasse Tee mit Milch, gesüßt mit einem Teelöffel voll Honig, trinken. (Diabetiker dürfen den Schlaftrunk nur ungesüßt zu sich nehmen.)

Sehr gut in ihrer Wirkung sind auch die folgenden Tees. Sie müssen ausprobieren, was Ihnen am besten hilft und schmeckt.

Tee-Mischung 1	
Melissenblätter	10,0
Baldrianwurzeln	10,0
Kamillenblüten	10,0
Orangenblüten	10,0
Hagebuttenfrüchte mit Samen	10,0
Lavendelblüten	10,0
Hopfenzapfen	10,0

Tee-Mischung 2	
Johanniskraut	30,0
Weißdornblüten	20,0
Melissenblätter	20,0
Kamillenblüten	10,0
Hopfenzapfen	5,0

Zubereitung der beiden Tee-Mischungen → Seite 9.
Anwendung: Vor dem Schlafengehen 1 Tasse Tee trinken; bei nächtlichem Erwachen eine weitere Tasse Tee mit Honig gesüßt trinken (Diabetiker ohne Honig).

Hinweis: Nächtliches Erwachen ist manchmal auch eine Reaktion auf zu wenig Blutzucker. Es kann deshalb nützlich sein, beim Aufwachen ein Stückchen Traubenzucker oder ein Stückchen Vollmilchschokolade zu essen. Das gilt auch für Diabetiker, die aber vorher unbedingt ihren Arzt fragen müssen. Falls er seine Zustimmung gibt, bestimmt er auch, wieviel davon gegessen werden darf (Kohlenhydrate!).

Auch beruhigende Bäder sind oft angewandte und wirksame Schlafhilfen. Bewährt haben sich das Melissen-Bad, das Hopfen-Bad, das Lavendel-Bad, das Baldrian-Bad und das Heublumen-Bad.

Zubereitung der Bäder und Badedauer sind jeweils genau angegeben (→ Seite 25).

Eine weitere sehr wirksame Einschlaf- und Durchschlafhilfe, gerade für ältere Menschen, kann auch das Schlafkissen sein. Von den vielen möglichen Heilpflanzen-Mischungen als Füllung für Ihr Schlafkissen möchte ich Ihnen die folgende empfehlen:

Kräuter-Mischung	
Hopfenzapfen	30,0
Johanniskraut	20,0
Lavendelblüten	20,0

So bereiten Sie das Schlafkissen selbst: Nähen Sie sich ein Säckchen aus feinem Leinen mit einer Kantenlänge von 10 x 10 cm bis 15 x 15 cm. Versehen Sie eine Seite mit einem Reißverschluß. Füllen Sie von der Mischung so viel Kräuter locker ein (nicht hineinpressen!), daß Ihr Kissen prall gefüllt ist. Eine Füllung bleibt im allgemeinen einen Monat lang wirksam.
So wenden Sie das Schlafkissen an: Legen Sie das Schlafkissen entweder unter Ihr Kopfkissen oder unter die Bettdecke. Sie können Ihren Kopf aber auch direkt darauflegen (dann sollten Sie einen Kissenbezug darüberziehen). Es gibt auch die Möglichkeit, sich das Kissen auf die Brust zu legen; so atmen Sie die »heilsamen Düfte« in der Nacht ein.

Viele ältere Menschen fühlen sich oft einsam und alleingelassen; sie fühlen sich unwohl oder »mißgestimmt«, grübeln viel und können sich kaum noch richtig freuen, selbst wenn sie eigentlich allen Grund dazu hätten. Sie selbst bezeichnen ihren Zustand als leicht depressiv und fühlen sich oft außerstande, aus dieser Traurigkeit und dem Gefühl von Einsamkeit herauszufinden.

Gerade bei leichten Depressionen dieser Art helfen so bewährte Heilpflanzen wie die Melisse und das Johanniskraut. Ein Tee aus beiden Heilkräutern bringt nach einiger Zeit Besserung im Sinne einer Aufhellung der Stimmungslage.

Zubereitung → Seite 9.
Anwendung: Kurmäßig über einen Zeitraum von mindestens 6 Wochen 2 bis 3 Tassen Tee täglich trinken.

Auch bei leichten Depressionen, wie ich sie oben geschildert habe, kann ein Schlafkissen gute Dienste leisten; probieren Sie es doch einmal aus.

Nachlassen der Herzleistung im Alter

Wenn Sie bemerken, daß Ihnen das Treppensteigen nicht mehr so leicht fällt wie früher, wenn Ihnen auf Spaziergängen bei Steigungen »die Luft knapp wird«, dann müssen Sie nicht gleich verzweifeln. Das sind Leistungsminderungen des Herzens, die sich im Alter einstellen können. Bei manchen Menschen sind die Beschwerden stärker, bei anderen kaum wahrnehmbar.

Wichtig: Bitte suchen Sie auf jeden Fall einen Arzt zu einer gründlichen Herzuntersuchung auf, bevor Sie sich mit einer Heilpflanzen-Anwendung selbst behandeln!

Manchmal wird der Arzt eine Behandlung mit herzkräftigenden Präparaten aus den Fingerhutarten (*Digitalis*) einleiten, oft auch mit milde wirkenden Heilpflanzen therapieren, denn es gibt vorzügliche Tees, die bei kurmäßiger Anwendung das »altersmüde« Herz kräftigen. Es kommt zu einer besseren Versorgung des Herzmuskels mit Sauerstoff und Glukose (Zucker) sowie zur besseren Durchblutung der Herzkranzgefäße.

An erster Stelle in der Reihe der wirksamen Heilpflanzen steht der Weißdorn, von dem die Blüten oder ein Gemisch aus Blüten und Blättern (im Verhältnis 1:1) einen herzstärkenden Tee liefern, der sich zur Langzeitbehandlung eignet. Weißdorn wurde gründlich wissenschaftlich untersucht, man bescheinigt ihm eine Wirkung bei beginnender Herzschwäche, vor allem im Bereich der Herzkranzgefäße und des Herzmuskels, bei Druck- und Beklemmungsgefühl in der Herzgegend, bei zu geringer Pulszahl und bei Herzrhythmusstörungen.

Zubereitung des Tees → Seite 9.
Anwendung: Kurmäßig über einen Zeitraum von mehreren Wochen 2- bis 3mal täglich 1 Tasse Tee trinken.

Menschen, die mit Weißdorn-Tee behandelt werden, fühlen sich frischer, können die Treppen wieder leichter steigen und bemerken bei ihren Spaziergängen, daß sie leichte Steigungen ohne Atemnot schaffen können und ohne schnell erschöpft zu sein. Auch der Schlaf, so berichten die Patienten, sei besser und nächtliches Aufwachen seltener.

Eine andere Heilpflanze, schon seit vielen Jahren als herzwirksam bekannt, ist das Herzgespannkraut. Die Wirkung ist der des Baldrians ähnlich, also beruhigend und entspannend.

Ich empfehle deshalb, Herzgespannkraut mit Melisse und Weißdorn zu mischen, wenn es in erster Linie darum geht, das »nervöse Herz« zu beruhigen. Die Bitterorangen-Schalen in der folgenden Tee-Mischung dienen der Tonisierung, also der kräftigenden Anregung. Die Mischung hat sich sehr bewährt.

Tee-Mischung	
Weißdornblüten	20,0
Herzgespannkraut	20,0
Melissenblätter	20,0
Bitterorangen-Schalen	10,0

Zubereitung: 1 bis 2 gehäufte Teelöffel voll dieser Mischung mit 1/4 Liter siedendem Wasser übergießen, 20 Minuten lang ausziehen, danach abseihen.
Anwendung: Kurmäßig über einen Zeitraum von mehreren Wochen 2- bis 5mal täglich 1 Tasse Tee trinken. Die Tasse Tee am Abend darf mit Honig gesüßt werden. (Diabetiker trinken auch abends ihren Tee ungesüßt.)

Blutdruckerhöhung im Alter

Ein erhöhter Blutdruck, vor allem bei älteren Menschen, gilt meist als »normal«. Dieser weitverbreiteten Meinung möchte ich widersprechen.

Wichtig: Erhöhter Blutdruck muß in jedem Fall vom Arzt behandelt werden! Bitte lassen Sie regelmäßig Ihren Blutdruck überprüfen.

Leicht erhöhter Blutdruck (Werte von 140 bis 159 mm Hg systolisch und 90 bis 94 mm Hg diastolisch) kann zumindest versuchsweise – nur mit Zustimmung des behandelnden Arztes – mit Weißdorn-Tee behandelt werden. Auch die Mistel als blutdrucksenkende Heilpflanze wird immer wieder genannt. Eine rationale Begründung dafür fehlt zwar bisher, doch meßbare Wirkung durch das Zusammenspiel von Weißdornblüten, Weißdornblättern und Mistelkraut bei leicht erhöhten Blutdruckwerten ist nicht zu leugnen.

Ich empfehle Ihnen, den folgenden Tee unter ärztlicher Aufsicht einmal auszuprobieren:

Tee-Mischung	
Weißdornblätter mit -blüten	30,0
Mistelkraut	20,0
Baldrianwurzeln	5,0

Zubereitung des Tees → Seite 9.
Anwendung: 2 Tassen Tee täglich trinken.

Zu niedriger Blutdruck im Alter

Zu niedrige Blutdruckwerte, bei älteren Menschen zwar relativ selten, sind ungemein lästig, weil die Leistungsfähigkeit dadurch erheblich beeinträchtig ist.

Wichtig: Zu niedriger Blutdruck muß in jedem Fall vom Arzt behandelt werden. Bitte lassen Sie regelmäßig Ihren Blutdruck überprüfen.

Bei leichtem Niederdruck (Werte um 110 mm Hg systolisch und 60 mm Hg diastolisch) hat sich ein Rosmarin-Wein bewährt, den Sie unter ärztlicher Aufsicht ausprobieren sollten. Sie bekommen ihn in der Apotheke.

Anwendung: 2- bis 3mal täglich 2 bis 3 Eßlöffel voll Rosmarin-Wein einnehmen.

Auch Rosmarin-Tee findet in der Volksmedizin bei niedrigem Blutdruck Anwendung.
Zubereitung: ½ Teelöffel voll Rosmarinblätter mit ¼ Liter siedendem Wasser übergießen, 10 Minuten lang ausziehen, danach abseihen.
Anwendung: 2 Tassen Tee täglich trinken.

Das Rosmarin-Bad ist ebenfalls eine Aktivierungshilfe für Herz und Kreislauf; Zubereitung des Bades und Badedauer sind auf Seite 26 beschrieben.

Ein bewährter Tee zur Kräftigung von Herz und Kreislauf, vor allem bei älteren Menschen, ist folgendermaßen zusammengesetzt:

Tee-Mischung

Weißdornblätter mit -blüten	21,5
Himbeerblätter	21,5
Rosmarinblätter	18,5
Hagebuttenfrüchte mit Samen	18,5
Herzgespannkraut	14,5
Bitterorangen-Schalen	7,0
Ringelblumenblüten	2,5

Zubereitung: 2 Teelöffel voll dieser Mischung mit ¼ Liter siedendem Wasser übergießen, etwa 5 Minuten lang ausziehen, danach abseihen.
Anwendung: 2 bis 3 Tassen Tee täglich trinken. Sie bekommen diese Tee-Mischung unter der Bezeichnung *Apotheker Pahlows Kreislauf-Tee* in der Apotheke

Chronischer Husten (Altershusten)

Als Folge von Asthma, chronischer Bronchitis und Lungenemphysem (Lungenblähung) ist ein chronischer Husten im Alter so verbreitet, daß man dafür den Namen »Altershusten« gebraucht. Bei Rauchern spricht man in diesem Zusammenhang von »Raucherhusten«. Was auch immer es ist, am Anfang aller Bemühungen, hier Linderung zu verschaffen, hat eine ärztliche Untersuchung zu stehen, denn ohne Diagnose ist keine erfolgreiche Therapie möglich.

Wichtig: Lassen Sie die Ursachen eines Hustens stets von Ihrem Arzt klären, die Behandlung von ihm bestimmen.

Asthma ist selbst intensiver Behandlung schwer zugänglich, weil auch chemische Mittel keine Heilung bringen. In solchen Fällen wird Ihr Arzt zur Unterstützung seiner Therapie nichts gegen die Verwendung von Kräutertees einzuwenden haben, denn sie sind ungemein wirksam. Es gibt viele Heilpflanzen, die sich bei Husten, Verschleimung und zur Desinfektion der Bronchien bei älteren Menschen besonders bewährt haben.

An erster Stelle in der Reihe der Heilpflanzen steht für mich der Huflattich, der allerdings in letzter Zeit sehr in die Diskussion geraten ist, weil er in ganz geringer Menge Pyrrolizidin-Alkaloide enthält, die als Reinsubstanz Krebs erregen können. Ob das Bundesgesundheitsamt die Anwendung des Huflattich verbieten wird, war bei Drucklegung noch nicht bekannt.

Auf der Suche nach einem Ersatz für diese eigentlich doch recht gute Heilpflanze fand ich das Isländische Moos, eine Heilpflanze, die wie Huflattich reich ist an Schleimstoffen, die durch den Gehalt an bitteren Flechtensäuren tonisierend (kräftigend) wirkt, und der man eine antibiotische Wirkung nachsagt, eine Wirkung also gegen Krankheitserreger. Einen Hustentee für ältere Menschen, der allein aus dieser Heilpflanze besteht, möchte ich jedoch nicht empfehlen, weil er recht bitter schmeckt, doch in einer Mischung mit Malvenblüten, Wollblumen und Thymiankraut wirkt der Tee hustenreizlindernd, entkrampfend in den Bronchien (wichtig für Asthmatiker) und schleimlösend. Er desinfiziert die Bronchien. Daß dieser Tee auch den Appetit anregt und in bescheidenem Maße der allgemeinen Kräftigung dient, sind angenehme Zugaben.

Tee-Mischung 1

Isländisches Moos	30,0
Malvenblüten	10,0
Wollblumen	10,0
Thymiankraut	10,0

Zubereitung: 2 gehäufte Teelöffel dieser Mischung mit 1/4 Liter siedendem Wasser überbrühen, in zugedecktem Gefäß unter gelegentlichem Umrühren 5 bis 10 Minuten lang ausziehen, danach abseihen.
Anwendung: Am Abend vor dem Zubettgehen 1 große Tasse Tee trinken, die mit einem Eßlöffel Waldbienenhonig gesüßt wird. (Diabetiker trinken den Tee bitte ungesüßt.) Den Tee in einer Warmhaltekanne auf den Nachttisch stellen. Am Morgen, etwa eine halbe Stunde vor dem Aufstehen, 1 Tasse Tee trinken.

Bewährt hat sich auch ein Tee, der den zähen Schleim noch besser löst:

Tee-Mischung 2

Isländisches Moos	30,0
Schlüsselblumenwurzeln (Primeln)	20,0
Melissenblätter	10,0
Thymiankraut	10,0
Spitzwegerichkraut	10,0

Zubereitung und Anwendung wie bei der ersten Teemischung angegeben.

Als letztes möchte ich Ihnen einen Erkältungs-Tee nennen, der sich bei Altershusten ebenfalls sehr bewährt hat.

Tee-Mischung

Lindenblüten	10,0
Holunderblüten	10,0
Melissenblätter	10,0
Kamillenblüten	10,0
Thymiankraut	10,0

Zubereitung → Seite 9.
Anwendung: Kurmäßig über einen Zeitraum von mehreren Wochen 2 bis 3 Tassen Tee täglich trinken.

Prostata-Beschwerden

Im Alter, bei manchen Männern schon vom 45. Lebensjahr an, vergrößert sich die Prostata, die Vorsteherdrüse. Da die Prostata die Harnröhre an jener Stelle umschließt, an der sie aus der Blase austritt, führt eine Vergrößerung oder Anschwellung zu Störungen beim Wasserlassen. Anfangs wird es kaum bemerkt, später jedoch wird der Harnstrahl schwächer und die Blasenentleerung erfolgt nicht mehr vollständig.

Bei einer Prostata-Vergrößerung kommt es häufig zu einem Stillstand des Wachstums der Prostata in einem Stadium, in dem man die Beschwerden mit milden Heilpflanzen so weit lindern kann, daß sie kaum noch wahrgenommen werden. Die vergrößerte Prostata jedoch bildet sich nicht zurück. Es gibt auch bösartige Vergrößerungen der Prostata (Krebs), die heute erfolgreich behandelt werden können, wenn sie früh genug erkannt werden.

Nach dieser Einführung werden Sie meinen dringenden Rat vielleicht besser verstehen.

Wichtig: Nehmen Sie bitte die Vorsorgeuntersuchungen auf Prostatakrebs regelmäßig wahr. Je früher ein Krebs erkannt wird, desto größer sind die Heilungschancen. Wenn Sie Störungen beim Wasserlassen beobachten, wenn sich die Blase nicht völlig entleert, dann gehen Sie bitte zum Arzt. Er wird die erforderlichen Maßnahmen einleiten.

Die ärztlichen Maßnahmen können Sie mit Heilpflanzen-Tees sinnvoll unterstützen. Ich empfehle die Brennessel, den Löwenzahn, die Zitterpappelknospen und mit Vorbehalt auch das Kleinblütige Weidenröschen. Während Sie Brennessel als Einzeltee (aus Blättern, wirksamer noch aus Wurzeln) anwenden können, finden sich Löwenzahn und Zitterpappelknospen vor allem in Tee-Mischungen.

Zubereitung von Brennessel-Tee aus Blättern → Seite 9.
Zubereitung von Brennessel-Tee aus Wurzeln: 2 gehäufte Teelöffel voll Brennesselwurzeln mit 1/4 Liter kaltem Wasser übergießen, langsam zum Sieden erhitzen, etwa 1 Minute lang auskochen, noch etwa 10 Minuten lang ausziehen, danach abseihen.
Anwendung für beide Tee-Arten: 3 bis 4 (bis 5) Tassen Tee pro Tag.

Zwei weitere Tee-Mischungen sind meiner Meinung nach ebenfalls geeignet, in leichten Fällen einer gutartigen Prostatavergrößerung angewandt zu werden:

Tee-Mischung 1	
Brennesselwurzeln	30,0
Zitterpappelknospen	10,0
Löwenzahnwurzeln	10,0

Zubereitung: 2 gehäufte Teelöffel voll dieser Mischung mit 1/4 Liter kaltem Wasser übergießen, zum Sieden erhitzen; ohne weitere Erwärmung 5 Minuten lang ausziehen, danach abseihen.
Anwendung: Kurmäßig über einen Zeitraum von 2 bis 3 Wochen 2 bis 3 Tassen Tee täglich trinken.

Tee-Mischung 2	
Löwenzahnwurzeln mit Kraut	20,0
Brennesselblätter	20,0
Kamillenblüten	20,0
Melissenblätter	20,0
Pfefferminzblätter	10,0

Zubereitung → Seite 9.
Anwendung: 3 Tassen Tee täglich trinken. Dieser Tee kann auch bei beginnender Prostata-Erkrankung als Haustee getrunken werden.

Ich sprach gerade davon, daß ich das Kleinblütige Weidenröschen zur Behandlung einer gutartigen Prostata-Vergrößerung nur mit Vorbehalt empfehlen kann. Diese Heilpflanze wurde in der Volksmedizin stark überbewertet, es liegen aber so geringe Erfahrungen damit vor, daß ich nicht mit gutem Gewissen zur Anwendung dieses Heilkrautes raten kann. Sollte Ihr Arzt anderer Meinung sein, können Sie sich einen Tee aus dem Kleinblütigen Weidenröschen so zubereiten, wie es auf Seite 9 beschrieben wurde. Die Anwendung ist dieselbe wie bei Brennessel-Tee.

Hingegen ist eine Kürbiskern-Kur bei leichter Prostata-Vergrößerung sehr empfehlenswert. Die Wirkung gilt als gesichert, obwohl man das Warum bis heute nicht vollständig erklären kann. Die Behinderung der Harnentleerung verringert sich, der Harnstrahl wird kräftiger, das Urinieren nicht mehr unterbrochen. In der Blase bleibt weniger Restharn zurück, und das Druckgefühl in Blase und Harnröhre wird nicht mehr als unangenehm empfunden. Über eine Rückbildung der Prostatavergrößerung gibt es keine Befunde.
Anwendung: Mehrmals täglich 1 Eßlöffel voll Kürbiskerne einnehmen.

Leider sind die Kerne unserer Gartenkürbisse nur wenig wirksam. Die arzneilich genutzten Kürbiskerne, eigens für die Anwendung bei Prostata-Leiden gezüchtet, bekommen Sie in der Apotheke.

Wechseljahr-Beschwerden

Da die Wechseljahre, die mit der homonalen Umstellung der Frau beginnen, sich sehr lang hinziehen können, möchte ich in diesem Buch auch Empfehlungen zu Linderung der für diese Zeit typischen Beschwerden geben. Im Gegensatz zu den Prostata-Beschwerden des Mannes verschwinden die Beschwerden der Wechseljahre nach einer mehr oder weniger langen Zeit von selbst wieder.

Die lästigen Symptome wie Hitzewallungen, Schweißausbrüche bei Nacht, natürlich auch das Ausbleiben der Monatsblutung sind nicht Ausdruck einer Erkrankung, sondern bedingt durch die Hormonumstellung im Körper der Frau, der dadurch in keiner Weise geschädigt wird, wie immer wieder befürchtet. Die Symptome können sehr unterschiedlich ausgeprägt sein, sie werden von den Frauen auch unterschiedlich empfunden: Etwa 20 Prozent aller Frauen beklagen sich überhaupt nicht. Etwa 40 Prozent bemerken diese Symptome zwar, können jedoch sehr gut »damit leben«; der Rest der Frauen aber leidet darunter.

Ich möchte Ihnen zwei Tee-Mischungen vorstellen, die sich zu Linderung leichter Beschwerden bewährt haben, und die auch gelegentlich auftretende Schlafstörungen, nervöse Unruhe und Gereiztheit bessern können. Sie eignen sich zur Unterstützung der ärztlichen Bemühungen, wenn diese aufgrund der Heftigkeit der Symptome notwendig werden.

Tee-Mischung 1

Johanniskraut	10,0
Melissenblätter	10,0
Weißdornblüten	10,0
Scharfgarbenkraut	10,0
Orangenblüten	10,0
Hagebuttenfrüchte mit Samen	10,0

Tee-Mischung 2

Pfefferminzblätter	10,0
Melissenblätter	10,0
Hopfenzapfen	5,0
Baldrianwurzeln	5,0
Weißdornblüten	5,0
Schafgarbenkraut	5,0
Tausendgüldenkraut	5,0
Kamillenblüten	5,0

Zubereitung für beide Tee-Mischungen → Seite 9.

Anwendung für beide Tee-Mischungen: 2 bis 5 Tassen Tee täglich zwischen den Mahlzeiten trinken.

Auch Kräuterbäder wie Heublumen-Bad, Lavendelblüten-Bad, Melissen-Bad und Baldrian-Bad haben sich bei Beschwerden der Wechseljahre bewährt.
Zubereitung der Bäder und die jeweilige Badedauer habe ich auf den Seiten 25 bis 26 beschrieben.

Wichtig: Der immer wieder empfohlene Salbei-Tee gegen die unangenehmen Schweißausbrüche ist zwar, wenn er in hoher Konzentration aufgebrüht wird, wirksam, jedoch seines hohen Gerbstoffgehaltes wegen meist schlecht verträglich.

Wenn Sie Salbei-Tee gegen Schweißausbrüche in den Wechseljahren ausprobieren möchten (bitte vorher den Arzt fragen!), dann sollten Sie ihn nach der folgenden Anleitung zubereiten.
Zubereitung: 1 gehäuften Eßlöffel voll Salbeiblätter mit 1/4 Liter siedendem Wasser überbrühen, 10 Minuten lang ausziehen, danach abseihen.
Anwendung: 2 Tassen Tee täglich trinken.

Stuhlverstopfung

Ein häufiger Kummer älterer Menschen scheint die chronische Verstopfung zu sein, unter der offenbar mehr Frauen als Männer leiden. Auf keinen Fall sollten Sie sofort zu Abführmitteln greifen, auch nicht zu den beliebten Heilpflanzen wie Senna, Rhabarber, Faulbaum oder Aloe. Dauergebrauch von Abführmitteln führt zur Elektrolyteverarmung des Körpers mit all ihren Folgeschäden wie Herz- und Kreislauf-Beschwerden, Muskelkrämpfe, Zellstoffwechselstörungen, zur Dickdarmreizung und vor allem zur Gewöhnung. Besser ist es, den Darm auf andere Weise anzuregen.

Vielleicht nützen Ihnen einige kleine, aber wichtige Hinweise, wie ich sie meinen Apothekenkunden schon so oft gegeben habe, und die in der Regel auch erfolgreich waren. Bevorzugen Sie bei Ihrer täglichen Kost ballaststoffreiche Nahrung wie faserstoffreiches Gemüse, Sauerkraut, Kohlgerichte, Kartoffeln, Wildsalate, derbes Obst; essen Sie Vollkornbrot statt Weißbrot, trinken Sie reichlich (→ Seite 10), bevorzugt Kräutertees oder selbstgepreßte Fruchtsäfte, sorgen Sie regelmäßig für ausreichende Bewegung und vor allen Dingen: »Horchen Sie« auf Ihren Darm. Suchen Sie bei den ersten Anzeichen, daß sich der Darm entleeren möchte, die Toilette auf. Versäumen Sie dies, so entzieht der Körper dem Stuhl weitere Feuchtigkeit, was zur Stuhlerhärtung führt.

Ein wirksames pflanzliches Mittel, mit dessen Hilfe man seinen Darm »zur Pünktlichkeit erziehen kann«, ist der Leinsamen; er quillt im Darm, löst einen Dehnungsreiz aus, der die Darmbewegung (Peristaltik) aktiviert, was zur Stuhlentleerung führt.
Anwendung: 3mal täglich 1 bis 2 gehäufte Eßlöffel voll geschroteten Leinsamen – ohne ihn vorher einzuweichen – mit mindestens ½ Liter Wasser einnehmen.

Ein gesundes Hausgetränk für Menschen, die an Stuhlverstopfung leiden, ist dieser Tee:

Tee-Mischung

Hibiskusblüten (rote Malve)	30,0
Hagebuttenfrüchte mit Samen	30,0
Himbeerblätter	10,0
Brombeerblätter	10,0
Melissenblätter	5,0
Pfefferminzblätter	5,0

Zubereitung → Seite 9
Anwendung: Bis zu 1 Liter Tee pro Tag trinken.

Ein schon lange bewährtes Hausmittel, das wieder »modern« zu werden scheint, ist das Tamarinden-Mus (pharmazeutischer Name: *Pulpa tamarindorum*; Sie bekommen es in der Apotheke). Es handelt sich dabei um das Mus der reifen Früchte des Tamarindenbaumes (*Tamarindus indica).* Für die leichte Abführwirkung ist der hohe Gehalt an Fruchtsäuren verantwortlich – das Mus enthält Apfelsäure, Bernsteinsäure, Zitronensäure und Weinsäure. Der Gehalt an reichlich Invertzucker und Weinstein unterstützt die Wirkung.
Anwendung: Abends 1 Eßlöffel oder 2mal täglich 2 Teelöffel voll Tamarinden-Mus einnehmen.

Schließlich möchte ich Ihnen noch Dörrpflaumen empfehlen, von denen Sie am Morgen 10 bis 20 Stück in Wasser einweichen, um sie vor dem Schlafengehen zusammen mit der Einweichflüssigkeit zu sich zu nehmen.

Durchfall

Über Durchfälle klagen ältere Menschen sehr viel seltener als über Verstopfung. Selbsthilfe mit Heilpflanzen ist jedoch nur in den Fällen möglich, in denen Durchfälle nach zu reichlichem oder ungeeignetem Essen auftreten.

Wichtig: Bei Durchfallerkrankungen aller Art kommt es zu starken Verlusten an körpereigener Flüssigkeit, an Salzen, Elektrolyten und Zucker. Gehen Sie deshalb unverzüglich zum Arzt.

Ich empfehle Ihnen im folgenden eine Tee-Mischung, mit der Sie sich in akuten Fällen schnell und nachhaltig helfen können. Tritt nach längstens zwei Tagen keine Wirkung ein, müssen Sie ebenfalls ärztlichen Rat einholen.

Tee-Mischung

Blutwurzel (Tormentill)	40,0
Thymiankraut	30,0
Kamillenblüten	20,0
Pfefferminzblätter	10,0

Zubereitung → Seite 9.
Anwendung: 3 bis 5 Tassen Tee täglich ungesüßt trinken.

Das »Zipperlein« im Alter

Kennen Sie Zustände wie diese – Sie wollen sich vom Stuhl erheben, doch das geht nicht so einfach, weil es »im Kreuz« wehtut, Sie wollen gehen, brauchen aber erst einige Schritte, bis Sie in Schwung kommen, Sie wollen kräftig zugreifen und spüren einen stechenden Schmerz in den Gelenken. Dies alles kann Rheuma sein, muß aber nicht Rheuma sein, deshalb spricht man vielfach vom »Zipperlein«. Darunter versteht man all diese vorübergehenden Schmerzen in Muskeln und Gelenken, meist verursacht durch altersbedingte Abnutzungserscheinungen. In schweren Fällen ist natürlich eine ärztliche Behandlung unumgänglich, doch weitaus häufiger kommt man mit einer Heilpflanzen-Behandlung in Form von Tee-Kuren oder Heilpflanzen-Bädern aus.

Wichtig: Vor Beginn der Heilpflanzen-Behandlung ist eine ärztliche Untersuchung nötig, um die Ursachen der Beschwerden abzuklären.

Immer wieder taucht die Frage auf, ob und auf welche Weise man sich mit Heilkräuter-Tees Linderung verschaffen kann, ob es sinnvoll ist, die ärztliche Therapie durch Tees zu unterstützen. Die letzte Frage sollten Sie Ihrem Arzt stellen – obwohl ich glaube, Ihnen seine Antwort voraussagen zu können: ein eindeutiges Ja. Rheuma können wir zwar lindern, doch nicht heilen, weder mit chemischen noch mit pflanzlichen Arzneimitteln. Alles, was Linderung bringt, wird von Ärzten akzeptiert, sofern es keinen Schaden durch Nebenwirkungen anrichtet.

Bevor ich Ihnen Tees empfehle, möchte ich auf die gerade bei älteren Menschen meiner Erfahrung nach sehr beliebte Wacholderbeer-Kur eingehen, die nicht unproblematisch ist, da bei hoher Dosierung von Wacholderbeeren eine erhebliche Nierenreizung nicht auszuschließen ist. So sehr sie auch gelobt wird, ich kann sie nicht empfehlen!

Mein Favorit unter den Heilpflanzen, die bei Gelenkschmerzen helfen, ist der Löwenzahn. Ich rate, ihn im Frühjahr fleißig als Salat zu essen und mindestens dreimal im Jahr eine Kur mit Löwenzahn-Tee durchzuführen.
Zubereitung: 2 gehäufte Teelöffel voll Löwenzahnwurzeln mit Kraut mit 1/4 Liter kaltem Wasser übergießen, langsam erhitzen, etwa 1 Minute lang im Sieden halten, noch etwa 10 Minuten lang ausziehen, danach abseihen.
Anwendung: Kurmäßig über einen Zeitraum von 6 bis 8 Wochen 2 bis 3 Tassen Tee täglich trinken.

Wer den Tee, der zugegebenermaßen nicht besonders gut schmeckt, geschmacklich aufwerten möchte, möge die folgende Mischung versuchen:

Tee-Mischung	
Löwenzahnwurzeln mit Kraut	30,0
Hagebuttenfrüchte mit Samen	10,0
Hibiskusblüten (rote Malve)	10,0
Pfefferminzblätter	10,0

Zubereitung → Seite 9.
Anwendung: Kurmäßig über einen Zeitraum von 6 bis 8 Wochen 2 bis 3 Tassen Tee täglich trinken.

Eine weitere Mischung zum Ausprobieren, die vor allem von älteren Rheumatikern besonders gelobt wird – von jenen nämlich, die unter Gelenk- und Muskelrheuma leiden:

Tee-Mischung	
Holunderblüten	10,0
Lindenblüten	10,0
Ackerschachtelhalm	10,0
Birkenblätter	10,0
Brennesselblätter	10,0

Zubereitung → Seite 9.
Anwendung: Kurmäßig über einen Zeitraum von 4 bis 6 Wochen 2 Tassen Tee täglich trinken.

Auch Heilpflanzen-Bäder helfen bei rheumatischen Beschwerden. Empfehlenswert sind: Heublumen-Bad, Zinnkraut- (Ackerschachtelhalm-)Bad, Rosmarin-Bad und Sumpfporst-Bad. Alles Wissenswerte über die Zubereitung der Bäder und die Badedauer finden Sie auf den Seiten 25 bis 26.

Erfolgreich bei einer Langzeitbehandlung zur Linderung rheumatischer Beschwerden ist auch die afrikanische Teufelskralle (*Harpagophytum procumbens*), die in Süd- und Südwestafrika beheimatet ist. Ihre Wurzelknolle, zubereitet als Tee, wird bei Gelenkrheuma sehr häufig eingesetzt – ganz eindeutig mit gutem Erfolg. Sie bekommen die Droge in der Apotheke meist fertig abgepackt, die angegebene Gebrauchsanweisung ist sorgfältig zu beachten.

Es mehren sich die Stimmen, die der Teufelskralle, gerade bei älteren Menschen, eine sehr positive Wirkung bei Verdauungsbeschwerden zuschreiben, und den Teufelskrallen-Tee als ein Mittel gegen vorzeitiges Altern bezeichnen. Bitte trauen Sie diesem Tee nicht zuviel zu – Wundermittel gibt es nun einmal nicht.

Kleine nützliche Hinweise

Bei trockener Haut hilft Einfetten mit Johanniskraut-Öl.

Bei Trockenheit im Mund ist Anis hilfreich. Sie können die zermahlenen Früchte kauen, Sie können aber auch starke Anisbonbons lutschen.

Warzen verschwinden oft, wenn man sie mehrmals täglich mit Rhizinus-Öl (Apotheke) einreibt.

Tränende Augen werden »kräftiger«, wenn sie morgens und abends mit Augentrost-Tee gespült werden. Zubereitung der Tees → Seite 9.

Bei offenen Beinen (Ulcus cruris) wird die Heilung angeregt, wenn man Umschläge mit Arnika-Tee oder Ringelblumenblüten-Tee macht.
Zubereitung für beide Tees: 1 gehäuften Teelöffel voll der Teedroge mit 1/4 Liter siedendem Wasser übergießen, 10 Minuten lang ausziehen, danach abseihen.
Anwendung: Viellagigen Mull mit dem lauwarmen Tee tränken, auf die zu behandelnden Stellen legen und mit einer Mullbinde befestigen. Der Umschlag muß mehrmals täglich erneuert werden.

Auch ein Salbenverband mit Arnika- oder Ringelblumen- (Calendula-)Salbe ist zu empfehlen. Sollte es zu Hautrötungen mit Juckreiz und/oder Brennen kommen, gehören Sie zu jenen Menschen, die auf Arnika oder (seltener) Ringelblume allergisch reagieren. Die Behandlung muß dann sofort abgebrochen werden.

Dem Durchliegen bettlägeriger Patienten beugt man vor, indem man die Problemstellen (Fersen, Steißbein, Rücken) mehrmals täglich mit einer Ringelblumen-Salbe einreibt.

Gegen Schluckauf soll Obstessig auf Zucker hilfreich sein. (Diabetiker sollten diese Anwendung nicht machen). Ganz sicher (in neun von zehn Fällen) wirke jedoch – so Mediziner aus Boston –, wenn man eine Zitronenscheibe ißt, die zuvor mit 20 Tropfen Angosturabitter beträufelt wurde.

Chronische Kopfschmerzen verschwinden, wenn man 2- bis 3 mal pro Woche ein warmes Fußbad nimmt, dem man 2 Eßlöffel voll Senfmehl (Apotheke) zugefügt hat. Badedauer 10 bis maximal 15 Minuten.

Gegen einen »faden Geschmack« im Mund, meist verbunden mit unangenehmem Mundgeruch, hilft Bockshornkleesamen-Tee.
Zubereitung: 1 Teelöffel voll gemahlener Samen mit 1/4 Liter kaltem Wasser übergießen, den Ansatz 6 Stunden stehenlassen, ihn dann kurz aufkochen und abseihen.
Anwendung: Gurgeln und den Mund spülen.

Prothesendruckstellen heilen schnell ab, wenn man sie mehrmals täglich mit Myrrhen-Tinktur einreibt. Oft genügt auch schon tägliches Mundspülen mit lauwarmem Wasser, dem Myrrhen-Tinktur zugesetzt ist: 30 Tropfen auf 1 Glas Wasser.

Ein Kräftigungsmittel für ältere Menschen beiderlei Geschlechts sind Brennesselsamen, die mit Südwein ausgezogen wurden. Man bekommt dieses Getränk in der Apotheke unter dem Namen *»Brennesselsamen Vitaltonikum«* (Firma Keimdiät). Sie können sich das Tonikum aber auch selbst herstellen.
Zubereitung: 50 Gramm Brennesselsamen mit 1 Liter Südwein übergießen, 10 Tage lang beiseitestellen, danach abseihen.
Anwendung: Kurmäßig über einen Zeitraum von 8 Wochen 1 bis 3 Eßlöffel Tonikum täglich einnehmen.

Kräuter-Bäder

Sebastian Kneipp, Pfarrer und »Wasserdoktor« in Wörishofen, soll einmal gesagt haben: »Bei allen Bädern nehme ich nie Wasser alleine« – und er hat recht daran getan. Denn jenen, die die Ansicht vertraten, daß Bäder, wenn überhaupt, nur durch ihre wohlige Wärme wirken, und alle Zusätze reine Spielerei seien, wurde durch jüngste Untersuchungen »der Wind aus den Segeln« genommen. Im Institut für medizinische Balneologie und Klimatologie der Universität München konnte bewiesen werden, daß ätherische Öle im Badewasser durch die Haut aufgenommen (resorbiert) werden, daß sogar Mineralstoffe, wenn auch in bescheidenerem Umfang, auf diese Weise in den Körper gelangen. Hinzu kommt, daß während des Badens Wirkstoffe durch Inhalation aufgenommen und durch den Riechnerv deutliche Heilreize ausgelöst werden können.

Bedeutsam in diesem Zusammenhang ist auch die Untersuchung von Professor Müller-Limroth über die Wirksamkeit von Heublumen-Anwendungen. Er konnte nachweisen, daß durch Bäder und Auflagen eine bessere Durchblutung des Gewebes erfolgt, daß Bindegewebe gekräftigt und Schmerzen gelindert werden.

Kräuterbäder also sind nicht nur ein Vergnügen, sondern sie sind auch heilsam. Im allgemeinen besorgt man sich Kräuterbäder (medizinische Badezusätze, bitte die Anleitungen genau beachten) in der Apotheke. Das ist einfacher und bequemer, als sich seine Badezusätze selbst zu bereiten. Falls Sie aber eben dies tun möchten, erfahren Sie im folgenden, wie es gemacht wird.

Beruhigende Bäder

Baldrian-Bad
100 Gramm Baldrian-Wurzeln (Baldrian-Tee) mit 2 Litern Wasser übergießen, zum Sieden erhitzen, etwa 10 Minuten lang auskochen, dann abseihen. Den Extrakt dem Badewasser zugeben. Sie können dem Vollbad auch 100 Gramm Baldrian-Tinktur zusetzen.

Badetemperatur 35 bis 38 °C, Badedauer 10 bis 15 Minuten. Nach dem Bad ruhen.

Melissen-Bad
60 bis 70 Gramm Melissenblätter mit 5 Litern siedendem Wasser übergießen, etwa 20 Minuten lang ausziehen, dann abseihen. Den Extrakt dem Badewasser zugeben.

Badetemperatur 35 bis 38 °C, Badedauer 10 bis 15 Minuten. Nach dem Bad ruhen.

Hopfen-Bad
50 Gramm Hopenzapfen mit 3 Litern Wasser übergießen, zum Sieden erhitzen, etwa 20 Minuten lang ausziehen, dann abseihen. Den Extrakt dem Badewasser zugeben.

Badetemperatur 35 bis 38 °C, Badedauer 10 bis 15 Minuten.

Entspannende und vitalisierende Bäder

Lavendel-Bad
50 bis 60 Gramm Lavendelblüten mit 1 Liter Wasser übergießen, 20 Minuten lang ausziehen, dann abseihen. Den Extrakt dem Badewasser zugeben.

Badetemperatur 35 bis 38 °C, Badedauer 10 bis 15 Minuten. Nach dem Bad ruhen.

Rosmarin-Bad
50 bis 60 Gramm Rosmarinblätter mit 1 Liter Wasser übergießen, zum Sieden erhitzen, 10 Minuten lang ausziehen, dann abseihen. Den Extrakt dem Badewasser zugeben.

Badetemperatur 35 bis 38 °C, Badedauer 10 bis 15 Minuten. Nach dem Bad ruhen.

Rheuma-Bäder zur Schmerzlinderung und zur Verbesserung der Durchblutung

Heublumen-Bad
300 bis 500 Gramm Heublumen mit 5 Litern Wasser übergießen, zum Sieden erhitzen, etwa 5 Minuten lang auskochen, dann abseihen. Den Extrakt dem Badewasser zugeben.

Badetemperatur 35 bis 38 °C, Badedauer 10 bis 15 Minuten. Nach dem Bad ruhen.

Schachtelhalm-Bad
100 Gramm Schachtelhalmkraut etwa 1 Stunde lang in 2 Liter heißem Wasser einweichen, das Ganze kurz aufkochen, dann abseihen. Den Extrakt dem Badewasser zugeben.

Badetemperatur 37 bis 38 °C, Badedauer 10 bis 15 Minuten. Nach dem Bad ruhen.

Schafgarben-Bad
200 Gramm Schafgarbenkraut mit 2 Litern Wasser übergießen, zum Sieden erhitzen, 10 Minuten lang auskochen, dann abseihen. Den Extrakt dem Badewasser zugeben.

Badetemperatur 37 °C, Badedauer 10 bis 15 Minuten. Nach dem Bad ruhen.

Das sollten Sie wissen:
Das Heublumen-Bad und das Schafgarben-Bad, hier unter »Rheuma-Bäder« aufgeführt, eignen sich auch zur Entspannung in den Wechseljahren der Frau. Das Rosmarin-Bad, unter »Entspannende und vitalisierende Bäder« aufgeführt, wird auch bei Rheuma als hilfreich empfunden.

Wichtig: Medizinische Bäder können Herz und Kreislauf belasten und sind auch bei Venenleiden nicht immer angebracht. Deshalb bitte ich Sie, vor Anwendung medizinischer Bäder den Rat Ihres Arztes einzuholen.

Bewährte Heilpflanzen selbst ziehen

Wenn Sie über einen eigenen Garten verfügen, sollten Sie in ihm auch bewährten Heilpflanzen eine Heimat geben. Einige siedeln sich selbst an, müssen also nur geduldet werden – zum Beispiel die Brennessel oder der Löwenzahn; andere sind leicht anzubauen und ihrer Schönheit und ihres Duftes wegen eine Zierde im Garten – zum Beispiel die Goldrute, der Lavendel, die Schafgarbe oder die Wollblume. Wieder andere wie Kümmel, Pfefferminze oder Melisse sind wirksame und beliebte Gewürze. Auch Bäume und Sträucher wie Birke, Linde, Weißdorn oder Holunder können Sie selbst anpflanzen. Wer es richtig anstellt, kann aus seinem Garten einen Zier- und Heilpflanzengarten gleichermaßen machen.

Baldrian muß feucht gehalten werden

Sie können Baldrian zwar aus Samen ziehen, weil dies aber recht mühsam ist, empfehle ich Ihnen, sich in einer Gärtnerei einige Baldrian-Pflanzen zu besorgen.

Pflanzen Sie den Baldrian an eine sonnige oder halbschattige Stelle im Garten und halten Sie die Pflanzen immer feucht. Der Boden sollte gut kalkhaltig sein (beraten Sie sich mit Ihrem Gärtner). Setzen Sie die Pflanzen in Abständen von 30 bis 40 Zentimeter.

Wenn Sie den Baldrian nur wegen der arzneilich verwendeten Wurzeln anbauen, dann müssen Sie die Blühtriebe abschneiden – so entwickeln sich die Wurzeln besonders gut, die Sie bereits nach einem Jahr im Herbst ernten können.

Brennesseln brauchen Sie nur zu dulden

Die Brennessel gilt zwar als Unkraut, das man weder im Gemüse- noch im Obst- oder Blumengarten dulden will; aber dort, wo Sie den Kompost aufbereiten, am Zaun oder in einer Ecke des Obstgartens sollten Sie die Brennessel wachsen lassen. Sie können dann jedes Jahr Ihren Frühjahrssalat durch die gesunden Brennesselblätter bereichern, im Sommer die Blätter für den Blutreinigungs-Tee ernten und im Herbst die Wurzeln ausgraben, um sie zur Teedroge zu verarbeiten: kurz waschen, kleinschneiden und bei einer Temperatur von etwa 50 °C im Backofen trocknen.

Wenn Sie die Brennesseln stehenlassen, tun Sie nicht nur sich selbst Gutes, sondern erhalten einigen Schmetterlingsarten die Futterpflanze.

Holunder wächst schnell und ist vielseitig verwendbar

Auf dem Land, in Bauerngärten, neben Scheunen und Stallungen, ist er nicht wegzudenken. Holen Sie den Holunder doch auch in Ihren

Garten. Er ist im Frühjahr eine Zierde, liefert die heilsamen Blüten und im Herbst die schwarzen Früchte, die Sie zu Mus, Marmelade, Saft und auch zu Wein oder Likör verarbeiten können.

Nichts ist einfacher, als den Holunder anzupflanzen und im Garten zu pflegen. Man besorgt sich in der Baumschule einen kleinen Strauch, setzt ihn in humusreiche Erde, wässert gut und überläßt alles andere diesem schnellwüchsigen Strauch selbst. Er fühlt sich am wohlsten im Halbschatten, findet sich aber auch mit stärkerer Besonnung ab, wenn man ihn bei langer Trockenheit gelegentlich gießt. Und im Schatten geht er auch nicht ein.

Im Mai und im Juni erfreut uns der Holunder mit einer Unmenge gelblichweißer Blüten, die in scheindoldigen Blütenständen angeordnet sind. Die Blüten sind es, die arzneilich genutzt werden. Man erntet sie, indem man die ganzen Blütenstände abschneidet und an der Luft trocknet, um dann die kleinen Blütchen abzurebeln. Sie müssen in sehr gut schließenden Gefäßen, vor Licht und Luftfeuchtigkeit geschützt, aufbewahrt werden, damit der Tee auch wirksam bleibt. Feuchte Blüten werden muffig und verlieren Duft und Wirkung.

Die vollreifen Beeren – sie sind nicht giftig, wie vielfach angenommen – erntet man im Herbst und verarbeitet sie zu Marmelade, Mus oder köstlichen Holundersuppen; Rezepte gibt es genug (→ Bücher, die weiterhelfen, Seite 48).

Johanniskraut ist im Garten etwas Besonderes

Es wundert mich eigentlich, daß man diese Heilpflanze nicht viel häufiger in den Garten holt. Die goldgelben Blüten, die zahlreich in ihrem oberen Teil ausgebildet werden, machen diese hübsche Pflanze zu einer Bereicherung Ihres Gartens. Überdies braucht sie wenig Pflege, an den Boden – er sollte mittelschwer und kalkreich sein – stellt sie ebenfalls keine große Ansprüche. Sonne allerdings braucht das Johanniskraut unbedingt.

Wollte man es sich einfach machen, könnte man einige Pflanzen von seinen Spaziergängen mit nach Hause nehmen, um sie in den Garten zu setzen. Da wir die Natur aber nicht »berauben« wollen, sollten Sie das Johanniskraut aus Samen ziehen, denn gegen das Einsammeln der Samen wildwachsender Pflanzen ist nichts einzuwenden. Wenn sie reif sind, sich also aus den Kapseln leicht ausschütteln lassen, nehmen Sie die Menge mit, die in einen Fingerhut hineingeht, um sie zu Hause gut zu trocknen und bis zum nächsten Frühjahr aufzubewahren. Drei Jahre bleiben die sehr kleinen Samen keimfähig.

Im Mai werden die Samen in kleinen Kisten mit leichter Gartenerde ausgesät und mäßig feucht gehalten. Nach 14 bis 20 Tagen keimen sie, nach weiteren 14 Tagen kann man die kleinen Pflanzen pikieren. Sind noch einmal zwei bis drei Wochen vergangen, muß man die Keimlinge auf ein gut vorbereitetes Gartenbeet (gut lockern) in sonniger Lage im Abstand von 6 mal 6 Zentimeter verpflanzen. Im September dann bekommen die Pflanzen ihren endgültigen Standort im Garten, wo sie im Abstand von 20 mal 20 Zentimeter gesetzt werden. Dann brauchen Sie sich nicht mehr darum zu kümmern. Die Pflanzen überstehen auch den kältesten Winter, wenn sie mit etwas Reisig abgedeckt werden. Im Jahr darauf blühen die selbstgezogenen Kräuter. Dann kann man sie sich selbst überlassen, ernten, soviel man braucht, denn das Johanniskraut ist eine ausdauernde Staude.

Geerntet werden die oberen Triebe mit den Blüten, die man gebündelt zum Trocknen aufhängt. Der geschnittene Tee wird in gutschließenden Behältnissen, vor Licht und Feuchtigkeit geschützt, aufbewahrt.

Löwenzahn paßt sich jedem Boden an

»Die allerschönste Blume« hat ihn Hermann Löns genannt. Anders denken lediglich Gartenbesitzer, die ihren Rasen »steril«, englisch, eben nur als Grünfläche haben wollen.

Wenn Sie einen Obstgarten besitzen, ist der Löwenzahn ein Dauergast. In jedem Frühjahr ist er da, und meist in ungeheurer Menge – dort, wo er sich einmal eingenistet hat, bleibt er. Ansprüche an den Boden stellt er nicht, und seine Anpassungsfähigkeit ist erstaunlich.

Arzneilich genutzt werden die Wurzeln und die Blätter als Droge für den Löwenzahn-Tee (→ Seite 23) und zahlreiche Tee-Mischungen. Geerntet werden Wurzeln und Blätter im Frühjahr noch vor der Blütezeit. Da die Wurzel recht tief im Boden steckt, benötigt man bei der Ernte einen Wurzelstecher. Blätter und Wurzeln kurz waschen, kleinschneiden und im Backofen bei geöffneter Tür und einer Temperatur um 50 °C trocknen (Aufbewahrung → Seite 8).

Melisse läßt sich auch im Blumentopf ziehen

Diese Heilpflanze gehört zu den beliebtesten Heilkräutern unserer Bauerngärten. Man kann sie zwar aus Samen ziehen, doch einfacher ist es, sich einige »Ableger« (geteilte Stauden) bei Freunden zu beschaffen oder beim Gärtner zu kaufen. Man setzt sie im zeitigen Frühjahr oder im Herbst in einem Abstand von 35 bis 40 Zentimeter in aufgelockerten Boden. Pflegen Sie die Ableger mit flachem Aufhacken des Bodens, gelegentlichem Gießen und etwas Mineraldünger. Damit ist schon alles getan.

Die Melisse ist eine Staude, die viele Jahre lebt. Es hat sich aber bewährt, die Stöcke alle drei bis fünf Jahre zu teilen und umzusetzen; so bleibt das volle Aroma der Melissenblätter erhalten. Wer keinen Garten hat, kann die Melisse auch in Kübeln auf dem Balkon oder der Terrasse ziehen; dabei ist es jedoch erforderlich, in jedem Herbst umzutopfen, besser noch, neue Stecklinge zu setzen.

Für die Küche verwendet man die frischen Blätter, als Tee nutzt man die vor der Blütezeit geernteten und getrockneten Melissenblätter. Die Triebe werden etwa 10 Zentimeter über dem Boden abgeschnitten, gebündelt und an einem luftigen Ort zum Trocknen aufgehängt. Nach dem Trocknen streift man die Blätter von den Stielen ab, trocknet kurz nach (im Backofen bei etwa 35 °C) und bewahrt die Droge in gut schließenden Gefäßen auf, vor Feuchtigkeit und Licht geschützt.

Pfefferminze liebt feuchten Boden

Die »echte Pfefferminze«, *Mentha piperita*, ist eine Kreuzung aus der grünen Minze (*Mentha spicata*) und der Wasserminze (*Mentha aquatica*). Dieser »Bastard« tauchte in England in einem Feld von grüner Minze plötzlich auf; da er sich durch einen besonders reinen Duft und feinen Geschmack auszeichnete, wurde er kultiviert.

Für den Anbau im Garten empfehle ich Ihnen die englische Mitcham-Pfefferminze, die einen besonders guten Geschmack hat.

Da man Kreuzungen (Bastarde) nicht durch Samen vermehren kann, müssen Sie sich im Frühjahr beim Gärtner Wurzelausläufer (Stolonen) besorgen. Weichen Sie die Stolonen etwa 2 Stunden in Wasser ein, danach setzen Sie sie im Abstand von mindestens 20 Zentimeter in humusreichem Boden in etwa 5 Zentimeter tiefe Furchen. Anfangs müssen Sie die Setzlinge täglich gießen, damit sie schnell anwachsen. Um gut zu gedeihen, braucht die Pfefferminze ständig feuchten Boden – eine länger andauernde Trockenheit verträgt sie nicht. Wenn Sie den Boden gelegentlich auflockern, die Pflanzen von Unkraut freihalten und einige Male mit Kompost düngen, haben Sie schon alles für die Pflege Ihrer Pfefferminze-Kultur getan.

Im Winter sollten Sie die Pflanzen sorgfältig mit Fichtenreisig abdecken, um sie vor Kälte zu schützen.

Alle 3 bis 5 Jahre sollten Sie Ihre Bestände umsetzen, so verhindern Sie ein Rückkreuzen, wodurch die Pfefferminze ihren Geruch und Geschmack verlieren würde.

Zum Würzen von Speisen ernten Sie die frischen Blätter bei Bedarf, den Teevorrat vor der Blütezeit. Die abgezupften Blätter werden an einem luftigen Ort oder im Backofen bei geöffneter Tür und einer Temperatur von 30 bis 35 °C getrocknet und, vor Licht und Feuchtigkeit geschützt, an einem kühlen Ort aufbewahrt.

Weißdorn ist eine Zierde für jeden Garten

Am besten gedeihen Weißdornsträucher, die Sie in der Baumschule bekommen, auf lockeren, durchlässigen, leicht lehmhaltigen Böden. Sie mögen Sonne, vertragen notfalls aber auch schattige Lagen. Wenn Ihr Weißdornstrauch im Garten erst einmal Fuß gefaßt hat, dann brauchen Sie sich nicht mehr darum zu kümmern, denn diese Pflanze ist kaum anfällig und wird sehr alt. Sie läßt sich, wenn sie zu stark in die Höhe wächst, durch Zurückschneiden strauchig halten. (Weißdornsträucher sind Vogelschutz- und Vogelnährgehölze!)

Im Frühling entwickelt der Weißdorn eine üppigweiße Blütenpracht, im Herbst leuchtendrote Früchte, die ein wenig an die Hagebutten der wilden Rose erinnern. An den Früchten kann auch der Laie erkennen, daß der Weißdorn zu der Familie der Rosengewächse (*Rosaceae*) gehört.

Die Blüten und die jungen Blätter ergeben einen ausgezeichneten Tee. Man erntet die Blüten, wenn sie sich gerade geöffnet haben, die Blätter, wenn sie voll entfaltet sind, trocknet das Sammelgut schnell und bewahrt es in gut schließenden Gefäßen auf.

Richtig ernten, schonend aufbereiten

Für die Ernte und das Trocknen der Heilpflanzen gelten folgende Regeln:

- Nur den arzneilich verwendeten Pflanzenteil ernten (im Steckbrief angegeben).
- Niemals bei Regen, Nebel oder feuchtem Wetter ernten; das Sammelgut verdirbt meist. Die günstigste Erntezeit ist der Vormittag, wenn der Morgentau abgetrocknet ist.
- Nur saubere Pflanzen ernten. Staub und Verschmutzung mindern die Qualität, denn Heilpflanzen soll man nicht waschen.
- Blätter erntet man jung, doch voll entfaltet, Blüten, wenn sie gerade erblüht sind, ganze Kräuter (alle oberirdischen Teile) zu Beginn der Blütezeit, Früchte und Samen, wenn sie voll ausgereift sind.
- Das Trocknen des Sammelgutes ist als Konservierung anzusehen; pflanzeneigene Fermente werden inaktiviert, Bakterien und Viren wird der Nährboden entzogen. Das Trocknen sollte schonen und schnell geschehen. Man kann an der Luft »darren«, auf Netzgittern, die eine Belüftung von oben und unten gewährleisten, man kann die Kräuter gebündelt zum Trocknen aufhängen (luftig und warm), man kann aber auch bei künstlicher Wärme (Backrohr mit geöffneter Tür) trocknen. Die Trockentemperatur bei aromatischen Kräutern – das sind jene Pflanzen mit sehr viel ätherischem Öl, von denen Blüten oder Blätter verwendet werden (zum Beispiel Melisse oder Pfefferminze) – darf 35 °C nicht wesentlich überschreiten. Alle anderen Pflanzenteile wie Rinde, derbe Blätter und Stengel, Früchte und Samen vertragen Temperaturen bis etwa 60 °C.
- Es ist ratsam, die getrockneten Pflanzenteile zu zerkleinern und kurz nachzutrocknen, um sie dann in gut schließenden Gefäßen, vor Licht und Feuchtigkeit geschützt, aufzubewahren (→ Seite 8).

Kleine Heilpflanzenkunde

Die Heilpflanzen, die bei der Behandlung von Altersbeschwerden nützlich sind, haben sich durchweg über die Jahrhunderte bewährt. Sie sind zwar fast jedem Menschen bekannt, doch wünsche ich mir, daß Sie mehr über sie erfahren. Deshalb habe ich die wichtigsten ausgewählt (und stelle sie Ihnen in alphabetischer Reihenfolge vor), um zu berichten, was man heute durch wissenschaftliche Untersuchungen und aus Erfahrung über sie weiß. Ein wenig aus ihrer Geschichte habe ich ebenfalls aufgenommen, und ich hoffe, daß ich Ihnen mit diesen Pflanzenbeschreibungen nicht nur solides Wissen vermitteln, sondern auch Freude beim Lesen bereiten kann.

Für erholsamen Schlaf: Baldrian

Den Baldrian kennen wir als wirksames Beruhigungsmittel bei Nervosität, Ein- und Durchschlafstörungen und allenfalls noch als Hilfe für das überforderte Herz.

Das war nicht immer so: Zur Zeit des Hippokrates (5. bis 4. Jahrhundert v. Chr.) nutzte man Baldrian hauptsächlich bei Frauenleiden. Im Mittelalter kamen dann immer neue Anwendungsbereiche hinzu: Bei Hildegard von Bingen (1099 bis 1179) lesen wir, daß Baldrian gegen Gichtschmerzen und Seitenstechen gut sei; die Kräuterbuchautoren des 16. und 17. Jahrhunderts lobten ihn bei Atemnot, Sehschwäche, Kopfschmerzen, Husten und Stichverletzungen. Kein Wort von seiner beruhigenden und schlaffördernden Wirkung war da zu finden. Kannte man diese Beschwerden in jener Zeit nicht? Das ist kaum zu glauben, denn weder bei den Griechen und Römern noch im Mittelalter ging es nur friedlich und beschaulich zu. Dennoch, die beruhigende Wirkung entdeckte man erst im 19. Jahrhundert. Seitdem gilt Baldrian in der Medizin und der Volksheilkunde als eines der besten Beruhigungs- und Schlafmittel. Baldrian, den die Botaniker *Valeriana officinalis* nennen, hat viele Volksnamen wie Katzenkraut, Dreifuß, Stinkwurz oder Mondwurzel. In der Schweiz und in manchen Orten Mittelbadens kennt man ihn auch unter dem Namen Denemarcha (auch von der Äbtissin Hildegard von Bingen so genannt) oder Dammarg. Die Herkunft dieser Namen kann man nicht genau erklären; man nimmt an, daß die mittelalterlichen Kräuterhändler den Baldrian unter dem Namen »dänische Wurzel« gehandelt haben, um durch die ausländische Bezeichnung seinen Wert zu steigern.

Baldrian kommt bei uns sowohl auf feuchten Wiesen als auch an trockenen Standorten vor – von der Ebene bis in die Berge. Er läßt sich auch gut im Garten ziehen (→ Seite 27). Baldrian ist eine kräftige, ausdauernde Pflanze, die bis über 1 Meter hoch wird. Der Stengel, an dem große unpaarig gefiederte Blätter gegenständig angeordnet sind, ist kantig und hohl. Doldenartig angeordnet stehen an den Sprossenenden die kleinen rötlichweißen Blüten, die in den Monaten Juni, Juli und August blühen. Bei uns kommen verschiedene Unter- und Abarten des Baldrian vor, die sich durch die Blütenfarbe (mal dunkler, mal heller bis reinweiß) und die Zahl der Fiederblättchen unterscheiden (mal sind es nur elf, ein andermal sind es sogar einundzwanzig).

Für den arzneilichen Gebrauch wird der Baldrian in Kulturen angepflanzt. Aus seiner Wurzel, die den botanischen Namen *Radix Valerianae (Valerianae radix)* trägt, werden die verschiedenen Zubereitungen hergestellt: Tee, Tinktur (*Valerianae tinctura = Tinctura Valerianae*) und das Baldrian-Bad.

Das Bundesgesundheitsamt bescheinigt dem Baldrian eine Wirkung bei nervösen Erregungszuständen, Einschlafstörungen und nervös bedingten, krampfartigen Schmerzen im Magen- und Darm-Bereich. Ich möchte dem hinzufügen: auch wirksam bei nervös bedingten Herz- und Kreislauf-Störungen.

Nicht nur Duftspender: Bitterorange

Der botanische Name der Bitterorange, auch Pomeranze genannt, ist *Citrus aurantium, ssp. aurantium* oder *ssp. amara*.

Sie wurde eigens zur Gewinung von Arzneidrogen gezüchtet, vor allem in Westindien und Spanien. Mit den uns als Obst bekannten Zitrusfrüchten wie Apfelsine (Orange), Mandarine und Pampelmuse ist die Bitterorange nur entfernt verwandt.

Arzneilich genutzt werden die Blüten, aber auch die unreifen kleinen Früchte und die von der weißen Innenhaut befreiten Schalen der reifen Früchte.

Die Blüten der Bitterorange duften angenehm, sie wirken ein wenig dämpfend auf das Nervensystem. Darum werden sie häufig Beruhigungs- und Schlaf-Tees beigefügt – nicht nur als Duftspender.

Die Schalen der reifen Früchte enthalten sowohl angenehm duftendes ätherisches Öl mit viel Limonen als auch bitter schmeckende Flavonoide. Diese beiden Wirkstoffe helfen bei Appetitlosigkeit und bei fehlender oder mangelhafter Magensaftbildung, außerdem fördern sie die Verdauung. Bitterorangen-Schalen wurden als Heilmittel früher häufig gebraucht, gerieten dann aber leider in Vergessenheit. Im Zuge der Renaissance der Naturheilmittel wurde der Wert dieses Heilmittels wieder entdeckt; so empfiehlt das Bundesgesundheitsamt die Bitterorange als unterstützende Heilpflanze bei mangelnder Magensaftbildung und zur Appetitanregung. Als Gegenanzeigen werden Magen- und Darm-Geschwüre angegeben.

Der Bitterorangen- oder Pomeranzen-Baum ist flachwurzelig, wird bis zu 13 Meter hoch und hat eine reichverästelte, kugelige Krone. An den Zweigen stehen die Blätter in spiraliger Anordnung; in den Blattachseln sitzen die weißen Blüten, die zuweilen auch an den Zweigen zu kleinen Blütenständen vereinigt sind. Aus diesen Blüten entwickeln sich fast kugelige Früchte, die in Form und Aussehen der Apfelsine gleichen.

Unbeliebt als Unkraut – hochgeschätzt als Heilkraut: Brennessel

Ich kann mir nicht vorstellen, daß es Menschen gibt, die sich noch nie an einer Brennessel »gebrannt« haben, denn die Kleine Brennessel *(Urtica urens)* und die Große Brennessel *(Urtica dioica)* sind bei uns überaus häufig – in Gärten, auf Schuttplätzen, an Zäunen und Hecken.

Weniger bekannt ist jedoch, daß es – wenn auch selten vorkommend – zwei weitere Brennesselarten bei uns gibt, nämlich die meist niederliegende Sumpfbrennessel *(Urtica kioviensis)* und die Pillenbrennessel *(Urtica pilulifera).*

Arzneilich genutzt werden allerdings nur die beiden häufig vorkommenden Arten, und zwar Blätter (auch das Kraut) und Wurzeln.

Das Bundesgesundheitsamt ist bei der Beurteilung dieser Heilpflanze überaus zurückhaltend. Es bescheinigt der Brennessel nur ihre Eignung zur Förderung einer erhöhten Harnbildung und zur Unterstützung der Behandlung von Beschwerden beim Wasserlassen. Dem will ich hinzufügen, daß die Brennessel auch als Mittel zur Blutreinigung, gegen Hautunreinheiten und sogar gegen Rheuma im weitesten Sinne mit Erfolg genutzt wird. Dies bestätigen naturheilkundlich erfahrene Ärzte.

Die Brennesselrute empfiehlt beispielsweise Professor R. F. Weiß als wirksames Mittel gegen Ischias und Hexenschuß. Man bindet sich zur Behandlung eine Rute frischer Brennesseln (zweckmäßigerweise von der Großen Brennessel), um sich damit zu peitschen, und zwar an und im Umfeld der schmerzenden Körperstellen. Das soll an drei aufeinanderfolgenden Tagen je einmal geschehen. Nach einer Pause von drei Tagen darf die Prozedur wiederholt werden.

Brennesselsamen (→ Seite 25) gelten als Kräftigungsmittel für ältere Menschen, und der Brennesselsaft wirkt nicht nur blutreinigend, er soll auch die Bauchspeicheldrüse wohltuend anregen. Ein wirksames Mittel gegen Diabetes – wie immer wieder einmal behauptet wird – sind weder die Brennesselblätter noch die Brennesselwurzeln.

Für Haustees wie geschaffen: Brombeerblätter und Himbeerblätter

Rubus fruticosus L. ist der botanische Name der Brombeere, die Himbeere nennen die Botaniker *Rubus idaeus L.* Beide Pflanzen gehören in die Familie der Rosengewächse *(Rosaceae)* und liefern uns die schmackhaften Früchte, die, verarbeitet zu Marmelade, Mus oder Saft, ebenso beliebt wie bekannt sind.

Auch die Blätter beider Sträucher werden genutzt – als Tee für alle Tage oder als Grundtee für die verschiedensten Tee-Mischungen zum Dauergebrauch. Wenn der Arzt zum Beispiel seinen Nierenpatienten rät, mindestens zwei Liter Tee am Tage zu trinken, und zwar über Wochen und Monate, dann darf das kein besonders starker Tee sein, geht es doch in erster Linie um die Aufnahme von viel Flüssigkeit zur Durchspülung der ableitenden Harnwege. Ein Tee, der zur Hälfte aus einer Mischung von Himbeer- und Brombeerblättern besteht, zur anderen Hälfte aus wassertreibenden Teekräutern (zum Beispiel Birkenblätter, Löwenzahnwurzeln mit Kraut, Ackerschachtelhalm, Goldrutenkraut), ist dafür besonders gut geeignet. Ältere Menschen, die ebenfalls viel trinken sollen, können mit einer Tee-Mischung aus Himbeer- und Brombeerblättern unter Zusatz von Pfefferminze oder Melisse, Hagebutten oder Hibiskus wohlschmeckende Kräutertees für »alle Tage « bereiten.

Der Brombeerstrauch wächst und wuchert in vielen verschiedenen Sorten und Rassen sowohl in der Ebene als auch im Bergland. Man findet ihn auf Schuttplätzen, in lichten Wäldern, auf Lichtungen, Kahlschlägen sowie an Wegböschungen und sonnigen Abhängen. Sein Gestrüpp kann schier undurchdringlich werden, denn seine Äste und Zweige tragen gebogene Stacheln. Brombeersträucher haben keine einheitliche Blütezeit; sie blühen mit mehr oder weniger langen Pausen von Mai bis in den Winter. Deshalb findet man an einem Strauch Blüten, unreife und reife Früchte gleichzeitig. Die weißen oder blaßrötlichen Blüten bilden blauschwarze, bei manchen Arten glänzende, bei anderen bereifte Steinsammelfrüchte, die Brombeeren, aus. Mal sind sie größer, mal relativ klein, mal sehr aromatisch, mal wäßrig im Geschmack.

Die Brombeerblätter sind fünfzählig gefiedert, oberseits glatt, unterseits behaart und an den Blattrippen mit kleinen Stacheln ausgestattet.

Der Himbeerstrauch wächst an den gleichen Stellen wie der Brombeerstrauch. Er wird 1 bis 2 Meter hoch, hat krautige, oftmals gebogene und schwach stachelige Stengel mit handförmig zusammengesetzten Blättern, wobei das Endblättchen gestielt ist. Die eiförmigen Blättchen sind an der Unterseite filzig behaart. Die Farbe der Himbeerblüten schwankt zwischen reinweiß und schwach rosa. Die himbeerroten Früchte sind Sammelfrüchte, die sich in reifem Zustand vom kegelförmigen Fruchtboden leicht abheben lassen. Die Blütezeit fällt in die Monate Mai und Juni (Juli); reife Früchte findet man bis in den Herbst hinein. Je karger der Boden ist, auf dem der Strauch wächst, desto aromatischer schmecken die Himbeeren.

Früher wurde Himbeersaft, aus den vollreifen Früchten bereitet, fiebernden Kindern häufig gegeben; er wurde mehr und mehr ersetzt durch Säfte aus Zitrusfrüchten – was ich nicht einzusehen vermag. Himbeeren enthalten nämlich ebenfalls reichlich Vitamin C und daneben die Vitamine der B-Gruppe, Provitamin A und zahlreiche Mineralstoffe wie Kalium, Calcium, Eisen, Magnesium und Phosphorsalze.

Seit dem Mittelalter als Blasen- und Nierenmittel gerühmt: Goldrute

Wenn die Blütenpracht des Sommers zu Ende geht, dann blüht an Waldrändern, Böschungen, auf trockenen Wiesen, Waldlichtungen, Kahlschlägen und auch an Wegrändern, wo die Sonne ungehinderten Zugang findet, die Goldrute. Leuchtend gelb sind ihre Blütenköpfchen, die in einfachen Trauben oder in Rispentrauben angeordnet sind. Sie duften schwach aromatisch. Die Botaniker nennen diese Heilpflanze *Solidago virgaurea* und reihen sie in die Pflanzenfamilie der Körbchenblütler *(Asteraceae)* ein.

Arzneilich verwendet wird das ganze Kraut, wobei man jedoch bei der Ernte auf die verholzten unteren Teile der über einen halben Meter hohen Pflanze verzichten und der Blühregion den Vorzug geben sollte.

Ob man die Goldrute bereits in der Antike verwendet hat, darüber gibt es wenig gesicherte Erkenntnisse. Ein Hinweis von Hieronimus Brunswieg, den Hieronymus Bock (1592) überlieferte, bezieht sich auf die alten Germanen, bei denen die Goldrute als Wundkraut genutzt wurde. Seit dem Mittelalter rühmt man sie als Blasen- und Nierenmittel, und auch heute gilt die Goldrute als eine wirksame Heilpflanze, wenn es darum geht, Entzündungen von Blase und Niere sowie der ableitenden Harnwege zu behandeln. Auch wenn der Arzt rät, viel zu trinken, kann das ein Tee aus Goldrute sein. Tees, die zur Frühjahrs- und Herbstkur eingesetzt werden, enthalten ebenfalls Goldrutenkraut.

Das Bundesgesundheitsamt empfiehlt Goldruten-Tee zur Erhöhung der Harnmenge bei Entzündungen der Blase und der Niere. Die aktivierende Wirkung der Goldrute auf den gesamten Körperstoffwechsel hat dazu geführt, sie auch bei Rheuma und Gicht auszuprobieren. Die Berichte darüber sind erfolgversprechend, doch die Wissenschaft kennt bisher noch keine Wirkstoffe, die die Anwendung rechtfertigen können.

Neben der beschriebenen Echten Goldrute gibt es in unseren Gärten oder daraus verwildert noch zwei andere Goldrutenarten, die *Solidago canadensis* und die *Solidago gigantea ssp. serotina.* Ihre Wirkstoffe sind denen der als Heilmittel anerkannten Goldrute sehr ähnlich, doch die arzneiliche Verwendung dieser Arten ist noch nicht offiziell empfohlen.

Die vitaminreichen Früchte der Heckenrose: Hagebutten

Die Heckenrose, auch Hundsrose, Hainrose, Wilde Heiderose, Hagrose, Hiefenstrauch oder Heinzerlein genannt, den Botanikern unter dem Namen *Rosa canina L.* bekannt, ist die Urform der vielen verschiedenen Zuchtrosen, deren Blüten meist gefüllt sind und betörend duften.

Wie bescheiden nimmt sich dagegen die Wildrose aus; sie wächst als kleiner Strauch an Waldrändern, Rainen, in Gebüschen und Hecken; mit Vorliebe an sonnigen Heidehängen und Böschungen. Nur selten wird sie höher als 2,50 Meter. Die mit derben Stacheln besetzten Stämmchen und Äste hängen über; sie sind mit unpaarig gefiederten Blättern besetzt, die am Grunde beiderseits geflügelt sind und aus 5 bis 7 Fiederblättchen bestehen. Die hellrosa Blüten, die sich im Juni, oft auch noch im Juli öffnen, sind ungefüllt und duftlos. Aus der fleischigen Blütenachse entwickeln sich die in reifem Zustand leuchtendroten Hagebutten, die viele steinharte Schließfrüchte (Nüßchen) enthalten und ausgestattet sind mit Borstenhaaren – als »Juckpulver« allgemein bekannt.

Arzneilich verwendet werden die Hagebutten, weil sie erfrischend schmecken, Vitamin C und andere Vitamine (B_1, B_2, K, P), wichtige Mineralstoffe und Spurenelemente enthalten. Ein Tee aus den geschnittenen und getrockneten Früchten ist ein belebender Frühstückstee, der sich als Durstlöscher im Sommer ebenso eignet wie als Heißgetränk im Winter. Hagebutten sind Bestandteil vieler Tee-Mischungen, vor allem solcher, die in Erkältungszeiten zur Vorbeugung oder zur Linderung bei grippalen Infekten getrunken werden. Spezifische Wirkungen konnte man bislang nicht nachweisen, sieht man einmal von der leicht laxierenden (abführenden) Wirkung durch die Fruchtsäuren oder der leicht wassertreibenden Wirkung vor allem der Kerne ab.

Beliebt ist auch eine Marmelade aus den überreifen Hagebutten; sie soll den Appetit anregen und »Morgenmuffel« aktivieren. In Franken wird sie Hiefenmark genannt und als Füllung in Pfannkuchen gegeben.

Teefreunde, die ihre Tees gern selbst sammeln und aufbereiten, fragen immer wieder, ob sie auch andere Rosenfrüchte für die Teebereitung verwenden können. Grundsätzlich ist das wohl möglich, doch ich rate davon ab, die Früchte der Duftrosen zu verwenden, weil gelegentlich allergische Reaktionen beobachtet wurden.

Aus den Früchten der Kartoffelrose jedoch läßt sich ein wohlschmeckender Tee bereiten. Da diese Früchte aber recht saftig sind, bereitet das Trocknen Schwierigkeiten; es sollte bei 45 °C im Backofen bei geöffneter Tür erfolgen. Die getrockneten Hagebutten müssen in jedem Fall vor Licht und Feuchtigkeit geschützt aufbewahrt werden.

Von Pfarrer Kneipp oft eingesetzt: Heublumen

Heublumen, vom Apotheker *Flores Graminis* oder *Graminis flos* genannt, sind ein Gemisch von Blütenteilen, Samen, kleineren Blatt- und Stengelstückchen verschiedener Wiesenblumen, die mit dem Heu zusammen getrocknet wurden. Früher entnahm man sie einfach der Tenne – es war alles das, was die Heugabel nicht mehr erfassen konnte und was sich in immer größerer Schicht auf dem Tennenboden abgelagert hatte. Vor dem arzneilichen Gebrauch wurden die Heublumen durch mehrfaches Sieben von gröberen Stengelteilen und vom Erdreich befreit.

Neben den typischen Wiesengräsern wie Quecke, Trespe, Wiesenlolch oder Wiesenschwingel findet man natürlich auch Bestandteile anderer Wiesenpflanzen. Heublumen sind von sehr unterschiedlicher Zusammensetzung, je nach Menge der darin enthaltenen Wiesenpflanzen. Das war wahrscheinlich der Grund, weshalb ihre heilende Wirkung lange Zeit wissenschaftlich nicht anerkannt war. Doch schon Pfarrer Kneipp (1821 bis 1897) war von der heilsamen Wirkung der Heublumen überzeugt und setzte sie häufig ein.

Heublumen-Auflagen und -Bäder lindern den Schmerz, beruhigen und entspannen die verkrampfte Muskulatur, verbessern die Elastizität des Bindegewebes, steigern die Durchblutung und erhöhen den Gewebestoffwechsel.

Heublumen-Bäder (→ Seite 26), aber auch die alten Heublumen-Anwendungen wie Heublumen-Wickel und Heublumen-Hemden, sind wirksam zur Erhöhung der körpereigenen Abwehrkräfte und werden bei fieberhaften grippalen Infekten (Erkältungskrankheiten) mit Erfolg angewandt.

Sehr gute Erfahrungen hat man mit Heublumen-Bädern auch bei Rheuma gemacht; ebenso lobt man ihre umstimmende Wirkung bei Unruhezuständen im Klimakterium (Wechseljahre) oder zur Linderung der verschiedensten Symptome bei der vegetativen Dystonie. Selbst chronische Hautleiden, Magen-, Darm-, Blasen- und Nierenleiden sprechen auf Heublumen-Auflagen und Heublumen-Voll- oder -Teilbäder gut an.

Bisher hat man bei den Heublumen noch keine speziellen Wirkstoffe entdeckt, durch die verständlich würde, warum Heublumen so wohltuend wirken. Sie enthalten Stoffe, die meist in allen Pflanzen in mehr oder weniger großer Menge vorkommen; Zucker, Mineralstoffe und Spurenelemente, Proteine (Eiweißstoffe), Stärke, Gerbstoffe und ein wenig ätherisches Öl wurden gefunden. Zusätzlich enthalten Heublumen Flavonoide und Cumarin – vielleicht verdanken sie diesen beiden Inhaltsstoffen ihre heilende Wirkung. Früher mußte man sich die Heublumen-Säcke selbst nähen und das Heublumen-Bad selbst ansetzen, was beides etwas mühsam war. Heute haben wir es da einfach; Sie bekommen fertig gestopfte Heublumen-Säcke in mehreren Größen und fertige Heublumen-Bade-Extrakte in Ihrer Apotheke.

Bekannt als Bier-Zusatz: Hopfen

Hopfen kennt man als einen der wichtigsten Bestandteile des Bieres; auch gegen welche Beschwerden er eingesetzt wird, weiß man: als Beruhigungs- und Schlafmittel sowie gegen Magenbeschwerden. Das sind in der Tat die wichtigsten Anwendungsgebiete dieser Heilpflanze.

Humulus Lupulus nennen die Botaniker den Hopfen; sie reihen ihn ein in die Familie der *Cannabinaceae* (Hanfgewächse). Seine Heimt soll Osteuropa sein, doch seit dem 8. Jahrhundert ist er über ganz Mitteleuropa verbreitet. Hopfen ist ein ausdauerndes Schlinggewächs, das 3 bis 6 Meter hoch wird. Der rechtswindende Stengel hat Klimmhaare und ist gegenständig mit langgestielten, drei- bis fünflappigen, sehr rauhen Blättern besetzt. Bei dieser zweihäusigen Pflanze befinden sich männliche und weibliche Blüten auf verschiedenen Pflanzen. Arzneilich und für die Bierbrauerei werden nur die Blüten der weiblichen Pflanze genutzt, die Hopfenzapfen, die in Großkulturen gezogen werden. Apotheker nennen sie *Strobuli Lupuli (Lupuli strobulus).* An Steigdrähten ranken die Hopfentriebe empor und bilden dichtblütige Blütenstände aus, in denen die Einzelblüten in Scheinähren angeordnet sind. Aus diesen Blütenständen entwickeln sich die Hopfenzapfen.

Die arzneiliche Verwendung der Hopfenzapfen läßt sich sehr weit zurückverfolgen. Interessant ist jedoch, daß man sie im Mittelalter nicht als Beruhigungsmittel verwendete, sondern als Galle- und Lebermittel, als Magenmittel, als Diuretikum (entwässerndes Mittel) und als Abführmittel. Von den Römern ist bekannt, daß sie Hopfentriebe in jungem Zustand als gesundes Gemüse schätzten. Das hat sich bis in unsere Zeit erhalten, denn der »Hopfenspargel« wird als Gemüse zubereitet oder fein gehackt unter Salate gemischt. In Pfannkuchenteig ausgebacken, gelten frische Hopfentriebe als Delikatesse. Petrus A. Matthiolus (1500 bis 1577) schreibt über den Hopfenspargel: »Im Frühling lassen die Leckermäuler die jungen Hopfenspargen zum Salat bereyten – vunnd halten das für eine gutte speiss der verstopften lebern.«

Heute wird der Hopfen auf dreierlei Weise genutzt: als Bittermittel bei Appetitlosigkeit, Magenschwäche und nervösen Magenbeschwerden; als Beruhigungsmittel bei Überreiztheit der Nerven, bei Schlafstörungen, nervöser Unruhe und sexueller Übererregbarkeit; in der Volksmedizin äußerlich als Umschlag bei Geschwüren und Eiterungen.

Die Hopfen-Inhaltsstoffe sind weitgehend erforscht. Drei Gruppen bestimmen die arzneiliche Wirkung: Das ätherische Öl, in den Hopfenzapfen zu 0,3 bis 1,0 Prozent enthalten, wurde als Träger der Aromastoffe besonders gut untersucht; mehr als 150 Einzelkomponenten sind darin entdeckt worden. An der beruhigenden Wirkung der Hopfenzapfen ist das ätherische Öl offenbar nicht beteiligt, doch die dem Hopfen nachgesagte antibakterielle Wirkung könnte hier zu suchen sein. Die Gerbstoffe, zu 2 bis 4 Prozent in den Hopfenzapfen enthalten, rechtfertigen die Anwendung gegen Durchfälle und Darm-Erkrankungen mit übelriechenden Durchfällen und Darmgasen. Die Bitterstoffe Humulon und Lupulon machen die Hopfenzapfen zu einem beruhigend wirkenden Magenmittel. Aus den Bitterstoffen wird bei der Lagerung durch Oxydation ein Stoff abgespalten (2-Methyl-3-buten-2-ol), dem diese beruhigende Wirkung zugeschrieben wird. Man nimmt an, daß bei der Bereitung und Einnahme des Hopfen-Tees ebenfalls die Umwandlung von Humulon und Lupulon erfolgt; damit könnte die beruhigende Wirkung erklärt werden, an der aber sicherlich noch weitere Inhaltsstoffe beteiligt sind; bei Hopfen-Bädern und -Schlafkissen darf sie jedoch als gesichert gelten.

Das Bundesgesundheitsamt empfiehlt Hopfenzapfen-Tee bei Befindlichkeitsstörungen wie Unruhe und Schlafstörungen.

Pflanzlicher »Tranquilizer«: Johanniskraut

Mit der Bezeichnung »Johanniskraut« muß man ein wenig vorsichtig sein, denn viele Heilpflanzen, die um den 24. Juni (Johannistag) herum blühen, werden als »Johanniskraut« bezeichnet. Die Botaniker haben daher das *Hypericum perforatum*, das echte, pharmazeutisch genutzte Johanniskraut, »Hartheu« getauft.

Die botanische Artbezeichnung *Hypericum* geht wahrscheinlich auf die beiden griechischen Wörter *hyper* = über und *eikon* = Bild zurück, wodurch ausgedrückt wird, daß das Kraut auch gegen Geister und Spuk (überzeichnete Bilder) wirksam sei. Spätestens seit Paracelsus (1493 bis 1541) wissen wir, daß man das Kraut gegen Ängste und böse Träume gebrauchte: »...denn das soll ein jetlicher arzt wissen, das got ein groß arcanum in das Kraut gelegt hat, allein von wegn der geisten und dollen fantaseien, die den menschen in Verzweiflung bringen und nicht durch den teufel, sondern von natur.« (Paracelsus im *Buch von den ursprünglichen Dingen*, etwa aus dem Jahre 1525).

Das echte Johanniskraut, auch Jesuwundenkraut, Blutkraut oder Wundkraut genannt, ist in ganz Mitteleuropa verbreitet und kommt bei uns an Wegrändern, Dämmen, Feldrainen, in lichten Wäldern und Gebüschen vor. Es ist eine 25 bis 90 Zentimeter hohe Staude. In ihrem oberen Teil sind die Stengel reich verzweigt. Die gegenständig angeordneten Blätter sind elliptisch oder eiförmig, ganzrandig und kahl, ihre Größe schwankt zwischen 1,5 und 3 Zentimeter. Die goldgelben Blüten sind fünfzählig und mit schwarzroten Drüsenschuppen besetzt.

Das echte Johanniskraut hat drei außergewöhnliche Merkmale, die das Erkennen erleichtern und Verwechslungen fast unmöglich machen: Der Stengel ist zweikantig, was im Pflanzenreich überaus selten ist. Hält man die Blätter gegen das Licht, entdeckt man darin helle Punkte (Öldrüsen), die den Eindruck erwecken, als sei die Pflanze durchlöchert; daher die Artbezeichnung *perforatum*. Zerreibt man die Blüten zwischen den Fingern, werden sie dunkelrot (Jesuwundenkraut, Blutkraut).

Ursprünglich wurde das Johanniskraut hauptsächlich als öliger Auszug gegen Hautschäden (Stichwunden, schlecht heilende Verletzungen) genutzt. Auch das geht auf Paracelsus zurück, der, seiner Signaturenlehre folgend, in den

Öldrüsen der Blätter den »Fingerzeig Gottes« sah. Gegen Schmerzen bei Gürtelrose, Gicht, bei Furunkulose und anderen Geschwüren und Geschwülsten nutzte die Volksmedizin das Johanniskraut-Öl ebenfalls. Heute steht der Tee an erster Stelle bei der arzneilichen Nutzung des Johanniskrauts. Seit man herausgefunden hat, daß sich damit leichte Depressionen, vegetative Dystonie und auch Streßreaktionen und Schlafstörungen günstig beeinflussen lassen, wird er oft eingesetzt. Nach einer Tee-Kur über vier bis sechs Wochen macht sich eine Aufhellung der Stimmungslage bemerkbar; es stellen sich Ruhe und Gelassenheit ein, und das Ein- und Durchschlafen ist ebenfalls kein Problem mehr. Johanniskraut wird deshalb den verschiedensten Beruhigungs-, Nerven- und Schlaf-Tees sowie Herz- und Kreislauf-Tees beigegeben.

Die Wissenschaft erkennt das echte Johanniskraut als Sedativum (Beruhigungsmittel) und schwaches Antidepressivum an. Man spricht von einem pflanzlichen »Tranquilizer« und schreibt diese Wirkung dem Hypericin und anderen hypericinähnlichen Stoffen im Johanniskraut zu.

Erwähnt werden muß aber auch eine Nebenwirkung dieser Heilpflanze, die Photosensibilisierung. Besonders hellhäutige und rotblonde Menschen reagieren nach einer längeren Tee-Therapie unter dem Einfluß des Sonnenlichtes, der Höhensonne und der Solarien mit sonnenbrandähnlichen Hautschäden.

Seit Jahrhunderten bewährt: Kamille

Die Botaniker nennen sie *Matricaria recutita*, die frühere botanische Bezeichnung *Matricaria chamomilla* ist heute aber auch noch gebräuchlich.

In der Volksmedizin kennt man die Kamille seit vielen Jahrhunderten; inzwischen gehört sie zu den am besten erforschten Heilpflanzen. Das Bundesgesundheitsamt erkennt die wohltuende Wirkung der Kamille bei entzündlichen Erkrankungen und Reizzuständen der Luftwege sowie bei Schleimhautreizungen in Mund und Rachen ausdrücklich an.

Arzneilich genutzt werden die getrockneten Blütenköpfchen, die *Chamomillae flos (Flores Chamomillae)*, wie sie in der Apotheke genannt werden; sie werden aus Argentinien, Ägypten Bulgarien, Ungarn und Spanien importiert.

Wichtigster Bestandteil dieser Heilpflanze ist das ätherische Öl, das Chamazulen enthält und deshalb eine blaue Färbung hat. Die einzigartige Heilwirkung der Kamille ergibt sich aber erst aus dem Zusammenspiel all ihrer Inhaltsstoffe.

Bei Erkältungen wird Kamillen-Tee vielseitig und erfolgreich verwendet: zum Gurgeln und zum Inhalieren bei Entzündungen in Hals und Rachen, bei Schnupfen und Heiserkeit sowie bei Katarrhen der Stirn- und Nebenhöhlen.

Die Kamille ist eine anspruchslose Pflanze, die in Europa auf Äckern, Schuttplätzen und Brachland, an Wegrändern, Böschungen und Feldrainen wächst. Früher war sie ein häufiges Unkraut in Getreideäckern, doch seit Herbizide (Unkrautvertilgungsmittel) zum Einsatz kommen, sind ihre Bestände stark verringert.

Aus einer kurzen Wurzel treibt die Kamille einen 20 bis 50 Zentimeter hohen Stengel, aus dem zwei- bis dreifach fiederteilige Blätter wachsen. Am Ende der Triebspitzen sitzen einzeln die Blütenköpfchen; sie bestehen aus einem Kranz weißer Strahlenblüten und vielen (bis zu 400) gelben, röhrenförmigen Scheibenblüten, die von Mai bis Juni blühen. Die Früchte (Samen) sind sehr klein – etwa 20 000 Stück wiegen 1 Gramm.

Neben der echten Kamille gibt es andere Arten. Verwechslungen können für Allergien nach Kamillen-Anwendungen verantwortlich sein. Deshalb empfehle ich Ihnen: Kaufen Sie die Droge in der Apotheke.

Arznei- und Gewürzpflanze: Koriander

Coriandrum sativum nennen die Botaniker diese Arznei- und Gewürzpflanze aus der Familie der Doldengewächse *(Apiaceae = Umbelliferae)*. Man kennt den Koriander auch unter der Bezeichnung Wanzenkraut, Wanzendill oder Stinkdill, weil die unreif geernteten Früchte auch nach dem Trocknen noch unangenehm (nach Wanzen?) riechen. Nur die vollreif geernteten Korianderfrüchte besitzen einen angenehm würzigen Geruch, der etwas an Maiglöckchen erinnert.

Arzneilich genutzt werden die reifen Korianderfrüchte. Sie enthalten ätherische Öle, die wirksam sind gegen Blähungen und Völlegefühl sowie gegen krampfartige Schmerzen im Magen- und Darm-Bereich. Vor allem zur Behandlung des »Roemheld-Syndroms« (Gasansammlungen im Oberbauch) ist der Koriander geeignet.

Auch das Bundesgesundheitsamt empfiehlt Koriander zur unterstützenden Behandlung von Oberbauchbeschwerden wie Völlegefühl, Blähungen und leichten krampfartigen Magen- und Darm-Störungen.

Als Gewürz wird Koriander schon seit 3000 Jahren verwendet: Man fand Korianderfrüchte in ägyptischen Gräbern, die etwa 1000 Jahre v. Chr. angelegt wurden. Bei uns wird Brot häufig mit Koriander gewürzt, außerdem ist er Bestandteil der Gewürzmischung Curry.

Als Heimat des Koriander gelten das östliche Mittelmeergebiet und der vordere Orient. Von dort gelangte er über die Alpen in die Klostergärten, später auch in Bauerngärten. Wir beziehen die Korianderfrüchte aus Kulturen in Marokko, der UdSSR, Bulgarien, Rumänien und der Türkei. Unser Klima ist für den Koriander zu rauh – die Früchte können daher nicht voll ausreifen. Die Pflanze erreicht eine Höhe von etwa 1/2 Meter; sie hat kahle, runde Stengel, die sich im oberen Teil verzweigen. Die unteren Blätter sind langgestielt, meist ungeteilt oder einfach fiederschnittig. Je höher sie an der Pflanze stehen, desto geteilter sind die Blattspreiten und desto kürzer ist der Blattstiel. Die kleinen weißen oder leicht rötlichen Blüten stehen in drei- bis fünfstrahligen Doppeldolden. Die kugeligen Früchte zerfallen, wie das sonst bei den Spaltfrüchten der Doldengewächse der Fall ist, niemals in ihre Teilfrüchte.

Eine der ältesten Heilpflanzen: Kümmel

Eine 20 Meter lange, altägyptische Schriftrolle mit medizinischen Aufzeichnungen und Rezepten aus dem Jahr 1550 v. Chr., der berühmte Papyros Ebers, nennt 20 Heil- und Gewürzpflanzen. Darunter ist neben Anis, Fenchel, Thymian, Senf und Wermut auch der Kümmel. Wir wissen also, daß man den Kümmel schon etwa seit 3500 Jahren kennt.

Heute schätzen wir ihn als Gewürz ebenso wie als Heiltee, der Blähungen und Völlegefühl nach schwer verdaulichen Speisen beseitigt. In Bayern wird er zum Beispiel jedem Schweinebraten beigegeben.

Die arzneiliche Wirkung des Kümmels ist auf das ätherische Öl zurückzuführen, in der Hauptsache auf das darin enthaltene Carvon.

Das Bundesgesundheitsamt (BGA) empfiehlt Kümmel als Heiltee bei diesen Beschwerden und nennt als Anwendungsgebiete außerdem leichte krampfartige Magen- und Darmstörungen sowie nervöse Herz- und Magen-Beschwerden.

Carum carvi L. nennen die Botaniker den Kümmel, der in die Familie der Doldengewächse *(Apiaceae = Umbelliferae)* eingereiht wird. In diese Familie gehören auch Anis, Fenchel und Koriander, die ähnliche Wirkungen haben. Die Heimat des Kümmels ist Eurasien, wo er auf Wiesen, Weiden und Grasplätzen, an Wegböschungen und Bahndämmen recht häufig anzutreffen ist. Dennoch stammt der Gewürz- und Arzneikümmel fast ausschließlich aus Kulturen. Wir importieren ihn aus Polen, Holland, der DDR und Ägypten.

Der Kümmel ist eine zweijährige Pflanze. Aus einer Pfahlwurzel entwickelt sich ein aufrechter, gefurchter, verästelter Stengel mit doppeltfiederteiligen Blättern, deren Teilbättchen linealisch zugespitzt sind. Die Blütenstände sind Doppeldolden ohne Hüll- und Hüllchenblätter. Die kleinen Einzelblüten sind weiß; im Gebirge können sie auch rötlich bis rot gefärbt sein. Der Kümmel blüht im Mai, Juni und Juli. In den Monaten Juli, August und September reifen die Kümmelfrüchte, die in zwei Teilfrüchte zerfallen, die Kümmelkörner.

Bitte beachten Sie:
Den Wiesenkümmel sollten Sie nicht selbst sammeln, da er für den Laien nicht eindeutig von anderen, teilweise giftigen Doldengewächsen zu unterscheiden ist.

Das Wundkraut des Achill: Schafgarbe

Achillea millefolium nennen die Botaniker die Schafgarbe, die auch unter den Bezeichnungen Bauchwehkraut, Achilleskraut, Frauenkraut, Tausendblatt, Grillenkraut oder Feldgarbe bekannt ist; sie wächst auf Wiesen, an Wegrändern und Böschungen, auf Ödland und Schuttplätzen.

In der Volksmedizin besitzt die Schafgarbe ein sehr breites Einsatzfeld: Im Vordergrund steht die Behandlung von Magen-, Darm- und Galle-Beschwerden, von Appetitlosigkeit und Katarrhen der Verdauungsorgane. Diese Einsatzbereiche erkennt auch das Bundesgesundheitsamt an. Ebenso wirksam ist diese Heilpflanze bei Nervosität und Schlafstörungen, denn mit ihren Inhaltsstoffen trägt die Schafgarbe dazu bei, Ruhe und Entspannung herzustellen, vor allem bei Frauen in den Wechseljahren (Klimakterium). Zahlreiche Tee-Mischungen gegen diese Beschwerden und die Symptome der vegetativen Dystonie enthalten Schafgarbe als unterstützenden Bestandteil. Bei rheumatischen Beschwerden hat sich die Schafgarbe gleichermaßen als Tee und als Badezusatz bewährt.

In der Antike und auch später im Mittelalter wurde die Schafgarbe vor allem als ein Wundmittel gebraucht. Der Sage nach hat Achill, der griechische Held, sie durch den Zentauren Chiron als Hilfe bei Wunden kennengelernt. Er unterwies seinen Freund Patroklos in der Anwendung dieser Heilpflanze. Dieser wiederum rettete Telephos, König der Myser, das Leben – er heilte dessen infizierte Wunden mit Schafgarbe. Der Gattungsname *Achillea* erinnert an Achill. Später wurde die Schafgarbe fast ein Allheilmittel.

Man erkennt die Schafgarbe, die 20 bis 45 (60) Zentimeter hoch wird, zum einen an den feingeteilten Blättern (*millefolium* = Tausenblatt), dem aufrechten Blühstengel mit den weißen oder rötlich gefärbten Korbblüten, die in rispiger Scheindolde angeordnet sind, zum anderen an dem aromatischen Duft, der beim Zerreiben von Blättern und Blüten frei wird.

Bitte beachten Sie:
Einige wenige Menschen reagieren beim Berühren der Pflanze allergisch, was sich durch Hautrötung und juckende Ausschläge bemerkbar macht. Sie vertragen auch den Schafgarben-Tee oder das Schafgarben-Bad nicht. Wenn Störungen dieser Art auftreten, muß die Behandlung sofort abgebrochen werden. Danach verschwinden die allergischen Reizerscheinungen schnell wieder.

Stärkung für Herz und Nerven: Weißdorn

Obgleich es in mittelalterlichen Kräuterbüchern oft anders zu lesen steht, müssen wir annehmen, daß man den Weißdorn in der Antike nicht verwendet hat, zumindest nicht als Stärkungsmittel für das geschwächte Altersherz. Gesichert scheint lediglich, daß der *Sirupus Senelorum* des Leibarztes von Heinrich IV. von Frankreich (1553 bis 1610) ein Saft aus Weißdornfrüchten gewesen ist.

Ich möchte den Weißdorn unter jene Heilpflanzen einreihen, die beruhigende und schlaffördernde Eigenschaften besitzen. Ein Sedativum (Beruhigungsmittel) im eigentlichen Sinn des Wortes jedoch sind weder die Weißdornblüten noch die -blätter oder die -früchte – dennoch sehe ich im Weißdorn eine Bereicherung für Tees, die gegen überreizte Nerven infolge von Überarbeitung eingesetzt werden, oder in Schlaf-Tees für ältere Menschen. Weißdornblüten und -blätter stärken nämlich das überanstrengte Herz, versorgen den Herzmuskel mit Sauerstoff und Glukose, gleichen Herzschlagunregelmäßigkeiten aus und wirken somit indirekt auch ausgleichend und beruhigend, ja sogar schlaffördernd. Jahrzehntelange Erfahrung hat das gelehrt.

Eine Rolle als Heilpflanze spielt Weißdorn bei uns erst seit der Jahrhundertwende: Seine Wirkung ist wissenschaftlich weitgehend erforscht, das Anwendungsgebiet klar umrissen: Er hilft älteren und alten Menschen mit »überanstrengtem Altersherzen«, er hilft »gestreßten« Menschen mit »überfordertem« Herzen, mit nachlassender Leistungsfähigkeit, Druck- und Beklemmungsgefühl in der Herzgegend sowie Menschen mit leichteren Formen von Herzrhythmusstörungen.

Ein Tee aus Weißdornblüten, oder aus -blüten und -blättern gemischt, ist – kurmäßig angewandt – eine Labsal für das überlastete Herz, das dadurch gestärkt und entlastet wird. Es ist erwiesen, daß auch bei Dauergebrauch keine Nebenwirkungen zu befürchten sind. Empfehlenswert ist eine Tee-Kur auch nach überstandem Herzinfarkt; und daß der Weißdorn möglicherweise dem Herzinfarkt vorbeugt, ist nicht von der Hand zu weisen. Die dem Weißdorn nachgesagte blutdrucksenkende Wirkung ist jedoch umstritten. Bei Bluthochdruck kann er nur als Begleittherapie genutzt werden.

Die Gattung Weißdorn *(Crataegus)* gehört in die botanische Familie der Rosengewächse *(Rosaceae)*. Es handelt sich um Sträucher oder kleine Bäume, deren Zweige mit spitzen Dornen ausgestattet sind. Die weißen Blüten stehen in aufrechten Doldenrispen und erblühen im Mai oder Juni in unbeschreiblicher Üppigkeit. Blüten und Dornen haben der Pflanze den deutschen Namen gegeben. Andere Bezeichnungen sind Heckendorn, Hagedorn oder Zaundorn.

Weißdorn wächst in lichten Gebüschen und Hecken; an sonnigen Hängen und in lichten Wäldern ist er ebenfalls häufig anzutreffen. Auch im Garten läßt sich der Weißdorn mühelos anpflanzen (→ Seite 30).

Arzneilich verwendet werden Blüten, Blätter und auch Früchte verschiedener *Crataegus*-Arten, von denen die wichtigsten *Crataegus laevigata*, der zweigrifflige Weißdorn, und *Crataegus monogyna*, der eingrifflige Weißdorn, sind.

Die Wirkstoffe des Weißdorn sind erforscht, doch kann man keinem dieser Inhaltsstoffe allein die Wirkung zusprechen. Procyanidinen, Flavonoiden und Aminen kommt zweifellos die Hauptwirkung zu.

Das Bundesgesundheitsamt nennt für Weißdorn-Tee folgende Anwendungsgebiete: nachlassende Leistungsfähigkeit des noch nicht digitalisbedürftigen Altersherzens, Druck- und Beklemmungsgefühl in der Herzgegend, leichte Formen von Herzrhythmusstörungen.

Zum Nachschlagen

Wegweiser zur richtigen Behandlung

Dieser Wegweiser führt Sie über Ihre Beschwerden zu passenden Heilkräuter-Tees, -Bädern, -Tinkturen und -Salben. In alphabetischer Reihenfolge sind jene Beschwerden und Symptome aufgeführt, die im Alter häufig auftreten, und die Sie selbst behandeln können. Angeführt sind auch Beschwerden, bei deren Auftreten Sie unbedingt einen Arzt aufsuchen sollten. In solchen Fällen werden Sie auf den entsprechenden Seiten im Textteil vor einer Selbstbehandlung gewarnt.

Sachregister

Bücher, die weiterhelfen

Bachmann, Dr. med. Robert M. – *Rheumaschmerzen natürlich behandeln*; Gräfe und Unzer Verlag, München
Bachmann, Dr. med. Robert M., Lothar Burghardt – *Kneippen für jeden*; Gräfe und Unzer Verlag, München
Bräckle, Isolde – *Köstlichkeiten mit Quark und Joghurt*; Gräfe und Unzer Verlag, München
Cardas, Elena, – *Atmen – Lebenskraft befreien;* Gräfe und Unzer Verlag, München
Dorstewitz, Dr. med. H. – *Erkältung und Grippe natürlich behandeln*; Gräfe und Unzer Verlag, München
Flade, Dr. med. Sigrid – *Allergien natürlich behandeln*; Gräfe und Unzer Verlag, München
Franke, Rosemarie, Gröbner, Prof. Dr. med. Wolfgang – *Moderne Diät bei erhöhtem Harnsäurespiegel und Gicht*; Gräfe und Unzer Verlag, München
Franke, Rosemarie, Johnke, Prof. Dr. med. Karl – *Moderne Diät bei Typ-II-Diabetes;* Gräfe und Unzer Verlag, München
Gairing, Mechthilde – *Streß im Alltag bewältigen*; Gräfe und Unzer Verlag, München
Hopfenzitz, Petra, Dr. med. H. Lützner – *Fasten und Meditation*; Gräfe und Unzer Verlag, München
Huang, Chungliang Al, – *Tai Ji;* Gräfe und Unzer Verlag, München
Huth, Dr. med. Almuth, Dr. med. Werner Huth – *Meditation*; Gräfe und Unzer Verlag, München
Kirch, Dr. med. Karl M. – *Schlafstörungen natürlich behandeln*; Gräfe und Unzer Verlag, München
Langen, Prof. Dr. med. D. – *Autogenes Training für jeden*; Gräfe und Unzer Verlag, München
Marzell, Heinrich – *Die heimische Pflanzenwelt im Volksbrauch und Volksglauben*; Leipzig 1922
Oelze, Dr. med. Fritz – *Herz-Kreislauf-Erkrankungen natürlich behandeln*; Gräfe und Unzer Verlag, München
Pahlow, Mannfried – *Das große Buch der Heilpflanzen.* Gräfe und Unzer Verlag, München
Pahlow, Mannfried – *Heilpflanzen-Kompaß;* Gräfe und Unzer Verlag, München
Pahlow, Mannfried – *So helfen Heilpflanzen bei Nervosität und Schlafstörungen*; *So helfen Heilpflanzen bei Magen- und Darm-Beschwerden*; *So helfen Heilpflanzen bei Blasen- und Nieren-Beschwerden; So helfen Heilpflanzen bei Erkältung und grippalen Infekten; So helfen Heilpflanzen bei Rheuma und Gicht;* alle Titel: Gräfe und Unzer Verlag, München
Pahlow, Mannfried – *Meine Hausmittel*; Gräfe und Unzer Verlag, München
Pfeiffer, Dr. med. Amrei – *Magen-Darm-Beschwerden natürlich behandeln*; Gräfe und Unzer Verlag, München
Podlech, Dr. rer. nat. Dieter – *Naturführer Heilpflanzen*; Gräfe und Unzer Verlag , München
Recht, Christine – *Küchenkräuter-Kompaß*; Gräfe und Unzer Verlag, München
Schindler, H. – *Die Heilkräfte der Natur*; Wien 1974
Schreiber, Elisabeth, Mannfried Pahlow – *Homöopathie für jeden*; Gräfe und Unzer Verlag, München
Schultz-Zehden, Wolfgang Dr. med. – *Sehen – Ganzheitliches Augentraining*, Gräfe und Unzer Verlag, München
Stumpf, Werner – *So hilft Homöopathie bei Erkältung und Grippe; So hilft Homöopathie bei Kopfschmerz und Migräne; So hilft Homöopathie bei Magen- und Darm-Beschwerden; So hilft Homöopathie bei Nervosität und Schlafstörungen; So hilft Homöopathie bei Erkrankungen auf Reisen; So hilft Homöopathie bei Muskel- und Gelenkschmerzen*; alle Titel: Gräfe und Unzer Verlag, München
Weiß, Rudolf F. – *Lehrbuch der Phytotherapie*; Hippokrates Verlag, Stuttgart
Wolff, Prof. Dr. med. H.-P. – *Sprechstunde: Bluthochdruck*; Gräfe und Unzer Verlag, München
Wolter, Annette – *Lauter Lieblingssuppen*; Gräfe und Unzer Verlag, München